RADIOLOGY FOR NURSING

看護のための放射線学

放射線生物学・医科学から放射線看護まで

近藤 隆 編著

医歯薬出版株式会社

執筆者一覧

■編集

近藤　隆　名古屋大学低温プラズマ科学研究センター　客員教授
　　　　　　富山大学　名誉教授

■執筆（50音順）

青木隆敏　産業医科大学医学部放射線科学教室　教授

奥　永　産業医科大学医学部放射線科学教室　専門修錬医

小山内暢　弘前大学大学院保健学研究科放射線技術科学領域　助教

小嶋光明　大分県立看護科学大学看護学部　准教授

柏倉幾郎　弘前大学大学院保健学研究科放射線技術科学領域　特任教授

鹿戸将史　山形大学医学部放射線医学講座　教授

近藤　隆　編集に同じ

齋藤淳一　富山大学学術研究部医学系放射線診断・治療学講座放射線腫瘍学部門　教授

佐藤良信　福島県立医科大学附属病院災害医療部　主任看護技師

清水真由美　弘前大学被ばく医療総合研究所被ばく医療学部門　特任助教

辻口貴清　弘前大学被ばく医療連携推進機構災害・被ばく医療教育センター　助教

冨澤登志子　弘前大学大学院保健学研究科看護学領域　教授

野戸結花　弘前大学大学院保健学研究科看護学領域　教授

松成裕子　鹿児島大学医学部保健学科看護学専攻基幹看護学講座　教授

宮川　清　東京大学　名誉教授

吉田浩二　長崎大学大学院医歯薬学総合研究科保健学専攻　准教授

This book is originally published in Japanese
under the title of :

Kango No Tame No Houshasen-Gaku
（Radiology for Nursing）

Editor :
Kondo, Takashi
　　Visiting Professor, Center for Low-temperature Plasma Sciences, Nagoya University
　　Professor Emeritus, University of Toyama

Ⓒ2023　1st ed.

ISHIYAKU PUBLISHERS, INC.
　　7-10, Honkomagome 1 chome, Bunkyo-ku,
　　Tokyo 113-8612, Japan

推薦の言葉

　「看護に求められる放射線のすべてがわかる本書」は，宇宙から届く放射線や大地に含まれる放射線環境の中で暮らす人に言及しながら，医療の領域で放射線がどのように用いられ，どんな影響を人に及ぼすのかといった放射線に関する知識が，丁寧にわかりやすく解説された「放射線看護の教科書」です.

　特筆すべきは，本書が放射線の専門家と看護専門職者によって執筆されており，看護理論で一般的な4つの概念である〔人，環境，健康，看護（目的・役割・機能）〕に関する放射線の知識が随所にちりばめられているという点です. 臨床の場で問いかけられた患者さんやご家族からの放射線に関する疑問，あるいは地域で暮らすなかで沸き起こった自然放射線に関する疑問等，これらに本書は多くのヒントや回答を与えてくれることでしょう. 「こんなに何度もCTやMRIを撮って大丈夫でしょうか？」という不安の声に，「大丈夫ですよ」と微笑むだけでは当事者の不安は軽減しません. 「大丈夫」の一言で片付けないで，専門職として確かな看護を提供することができるように，本書で「放射線リテラシー（知識や能力を活用する力）」を身につけましょう. そして，本書で学んだ知識をチーム医療のなかで活かし，放射線に関する確かな看護実践につなげましょう.

　2022年には日本看護協会の専門看護分野に「放射線看護」が特定され，同年12月には3名の放射線看護専門看護師が登場して活躍しています. 放射線による人体への影響や心理社会的な特性をふまえての看護は，社会のニーズに応じて，今後も求められていく分野だと考えられているのです.

　最後に，本書には各章に若干の重複が存在しています. この重複は，必ずしも第1章から読み進めなくても，読者が関心を寄せる章から読んでも内容が理解できるように配慮された必要な重複であり，まさにキーポイント部分となっています. したがって，医療者だけでなく，放射線治療を受けるご本人やご家族が，読みたい章を選んで読むという活用法もあわせもっているといえます.

　年々増え続ける画像診断や放射線治療は侵襲性を伴う医療行為であり，その行為を受ける人・実践する人，双方の安全を守りながらQOL（生活の質）の維持・向上を目指すうえで，今読んでおきたい「看護に役立つ推しの1冊」です.

　2023年7月

富山県立大学名誉教授・前看護学部長　竹内登美子

まえがき

　このたび，医歯薬出版より「看護のための放射線学―放射線生物学・医科学から放射線看護まで―」を発刊できましたこと，大変うれしく存じます．

　従来，医学部医学科での放射線教育は長く行ってきましたが，看護学科での放射線教育の経験は少なく，富山大学で学部および大学院教育で1コマを実施してきました．そのような折，2019年富山県立大学に看護学部が設置されることになり，その際，放射線教育も必須となり，当時の竹内登美子看護学部長から講義依頼がありました．医学教育でも放射線教育の基準をどうするかが全国レベルで話し合われていた時期でもあり，ここでの議論をもとに8回の講義を組み立てました．2年ほどの講義を経て講義内容をなんとか冊子にできないかと思ったとき，竹内先生から医歯薬出版を紹介いただき，本出版に道が開けた次第です．ご多忙のなか，執筆いただいた先生方および出版の労を取っていただいた医歯薬出版の浦谷様に心より感謝申し上げます．

　東日本大震災に続く国民を震撼させた原子力発電所の事故以来，放射線の安全性について国民の関心は大いに高まりました．一方で，医療において放射線は診断上の必須の手段となり，また，がん治療においてもその利用が急速に増えております．実際，日本の年間の医療被ばく線量は自然からの被ばく線量を上回り，世界一であります．この医療の最前線にいて，患者さんに直接，また長く接する医療者である看護職の方々が放射線に関する知識を身につけることは，言うまでもなく重要なことです．患者さんから相談されたときに適切に受け答えできること，また，自身の身を守るためにも放射線を知り，放射線防護を理解しておくことはまさに時代の要求と思われます．

　本書の特徴として，前半第1章～第4章は放射線の基礎科学と生物学，いわゆる放射線のサイエンスに関する内容であるのに対し，後半第5章～第8章は応用編で，各章が医学関係者と看護関係者の分担執筆となっております．本書の内容が看護の臨床にどう活かせるかに注力し，同じ章のテーマについて，看護学の専門家からも執筆いただきました．このような試みは世界的にもユニークなものと思われます．

　本書の内容が将来の看護師を目指す学生諸氏およびすでに臨床現場で活躍されている看護職の方にとって，放射線に関する理解が深まる一助になれば望外の喜びです．

2023年7月

近藤　隆

Contents

第1章 放射線概論：看護への活用指針　　1

（近藤　隆）

第2章 放射線の基礎　　11

（吉田浩二）

第3章 放射線の生物影響　　18

（宮川　清）

第4章　放射線の人体・健康への影響　　34

（奥　永・青木隆敏）

第5章A 放射線の防護──知識編　43

（小嶋光明）

第6章B　放射線の医学利用（診断・核医学）──看護職の役割　78

（佐藤良信）

第7章A 放射線の医学利用（治療・内用療法）──知識編　91

第7章B 放射線の医学利用（治療・内用療法）──看護職の役割　104

第8章A 原子力災害，被ばく医療，医療被ばく──知識編　121

（柏倉幾郎・辻口貴清）

第8章B　原子力災害，被ばく医療，医療被ばく──看護職の役割　134

（冨澤登志子・小山内暢・清水真由美）

第1章 放射線概論：看護への活用指針

この章のねらい（到達目標）

1 放射線学における基礎的事項の全体像を説明できる.
2 放射線の生物影響の基礎過程が説明できる.
3 放射線の医学利用の意義が説明できる.
4 放射線防護の考え方について説明できる.
5 放射線診療にかかわる看護者として，なぜ，放射線について学ぶかを説明できる.

1│放射線の歴史

1895年末，ドイツのヴュルツブルク（Würzburg）大学の物理学教授であったレントゲン（Röntgen WC, 1845-1923）は陰極線管（クルックス管）の実験から，いまだ知られていない放射線が遠くの蛍光板を光らせていることより，X線を発見した. レントゲンはX線の性質を調べ，ヴュルツブルク物理医学協会報告1895年版に報告し，1901年，第1回ノーベル物理学賞を受賞した. この後，X線の発見は医療に革命を起こし，現在，X線は診断になくてはならない存在になっている.

パリの科学博物館の物理学教授であったアントワーヌ・アンリ・ベクレル（Becquerel AH, 1852-1908）は，ウラン塩が写真乾板を黒化させることから，1896年3月に放射能を発見した. その後，ピエール・キュリー（Curie P, 1859-1906, フランス），マリー・キュリー（Curie M, 1867-1934, ポーランド, フランス）夫妻はウラン鉱石の中から新元素であるポロニウム（Po）を発見，1898年7月，夫妻連名の報告が科学アカデミーに提出された. 続いて，1898年9月，もうひとつの放射性新元素であるラジウム（Ra）が発見された. この発見はキュリー夫妻と同僚のベモン（Bémont G）の共同研究として発表された. その後，放出される放射線には強い生物作用があることがわかり，20世紀初頭から積極的にがんの治療に利用されてきた. 現在，前述のX線を含めて，放射線はがん治療になくてはならない存在になっている[1]. これ以外にも，in vitro 検査や放射線滅菌に，そして移植片対宿主病を防ぐ目的で輸血製剤の照射などに利用されている. 現在，放射線は医療において多岐にわたり使われており，放射線の種類を図1-1に，用途を表1-1にまとめた.

また，医療に使われている放射線と放射線の単位を図1-1，および図1-2にまとめた[2]. 物理的な単位では吸収線量（Gy）が，放射線防護については実効線量（Sv）が用いられる.

粒子線	・α線*
質量のある粒子	・電子線
	・β⁻線
	・β⁺線（陽電子）
	・陽子線
	・炭素線
	・中性子線

電磁波	・γ線
光であり質量はない	・X線

*骨転移のある去勢抵抗性前立腺癌治療用にラジウム 223（²²³Ra）が放射線医薬品として存在する

[図 1-1] 医療に使われている放射線の種類

放射線のなかで医療に使用されている放射線の種類を示した．一般的な画像診断にはX線が，治療には高エネルギーのX線が利用されているが，診断・治療に粒子線を用いる分野が増えている．

診断	X線一般撮影
	乳房撮影（マンモグラフィー）
	血管造影検査（アンギオグラフィー）
	X線CT
RIを用いた診断	シンチグラフィ診断
	SPECT診断
	PET診断
治療	X線治療
	ガンマナイフ治療
	陽子線治療
	重粒子線治療
	中性子線治療
RIを用いた治療	腔内照射，組織内照射
	放射性医薬品による治療
in vitro 検査	放射免疫測定法，免疫放射測定法
照射利用	滅菌，輸血製剤の照射

[表 1-1] 放射線と医療

CT：computed tomography，コンピュータ断層撮影
RI：radioisotope，放射性同位元素
SPECT：single photon emission computed tomography，
　　　　単一フォトン放出コンピュータ断層撮影
PET：positron emission tomography，陽電子放出断層撮影

	放射能	照射線量	吸収線量	実効線量
指標	原子核がどのくらい壊れるか	空気をどのくらい電離するか	どのくらいエネルギーを吸収するか	どのくらい，からだに影響するか
	α β γ			線質 臓器感受性
SI単位系	Bq 1Bq=1s⁻¹ ベクレル	C/kg クーロン/キログラム	Gy 1Gy=1J/kg グレイ	Sv シーベルト

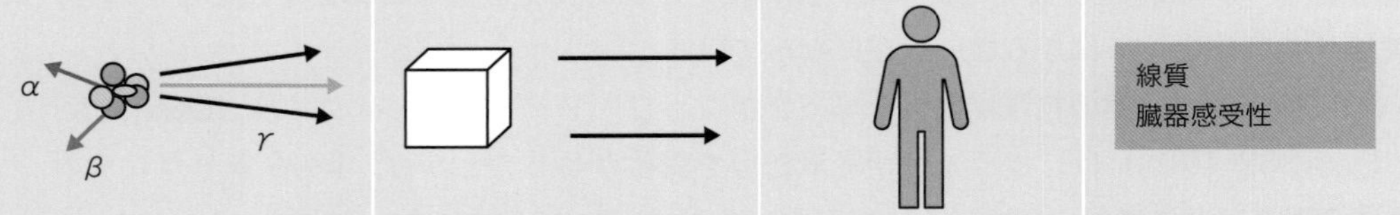

[図 1-2] 放射線の単位

放射能，照射線量，吸収線量および実効線量の単位と読み方を示した．図中の矢印は放射線を意味し，放射線が当たると空気を電離し，人体に当たるとそのエネルギーが吸収され，一定の影響を与えることを意味する．ここで，空気の電離とは窒素や酸素の原子から電子が飛び出て，＋や－の電気の性質をもつこと（イオン化）である．

放射線は見えるか？

人は放射線を五感では感じ取ることはできず，当然ながら見ることはできない．しかし，霧箱を使うと簡単に放射線の軌跡を見ることができる．密閉した箱の中で気化したエタノール蒸気をドライアイスによって冷やすことで，過飽和状態を作る．過飽和状態の気体中に電離作用のある放射線が入射すると，放射線が周りの空気を電離し，発生したイオンを核として小さなアルコール液滴が生成され目に見えるようになる．こうして，放射線の通った跡が飛行機雲のように観察される．これをウイルソンの霧箱といい，ホームセンターにある材料でも作ることができる．身近なもので放射線をたとえると線香花火である（下図）．線香花火の中心で飛ぶ火花が α 線，より遠くまで飛ぶ火花が β 線，そして，花火により明るくなる「光」が γ 線や X 線にあたる．α 線，β 線は粒子線であるが，γ 線や X 線は電磁波である．

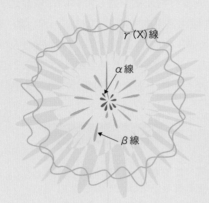

目に見えない放射線をたとえると線香花火である．火花は α 線や β 線などの粒子線を示し，明るくなる光は電磁波である γ 線や X 線を示す．

2 ｜ 医療放射線の利用における看護職の役割

医療において，患者と最も多く接するのは看護職である．そのため，看護職の役割として，以下が求められる[3]．
①放射線診断・治療の必要性と診療行為の概要を，患者や家族に説明できること．
②放射線の健康影響への不安をもつ患者や家族に対して，適切な対応ができること．
③放射線診療を受けた患者の副作用の早期発見ができること．

一方で，看護職は放射線医療現場において活動することもある．そのため，職業被ばくに対する防護と安全の確保のため，以下が求められる．
①外部被ばくに関して，時間，距離，および遮蔽に注意し，被ばく線量を低減すること．
②内部被ばくに関して，人体への放射性物質の摂取を防止すること．

3 ｜ 身の回りの放射線

医療では診断にも，治療にも必須の放射線であるが，われわれの身の回りにも自然放射線が存在している．自然放射線は①宇宙，②大地，③気体であるラドン・トロンおよび④食品に由来するもので，日本での年間被ばく線量は 2.1 mSv である．世界の平均が 2.4 mSv であるが，周囲が海に囲まれた日本は少し低い．日本全体では，地殻の構成が異なることから，東日本に比べて西日本が高い．宇宙から飛来する放射線の強さは高度とともに

上昇し，標高 1,500 m の山頂では海抜 0 m 地点の約 2 倍となる．高度 10,000 m 以上を飛行するジェット旅客機で欧米の都市を往復すると被ばく線量は約 0.1 mSv といわれている．ただし，これらを心配して山登りや海外旅行をやめる人はいない．同じ高度でも土や岩石の影響により周囲の環境で放射線量は変化する．たとえば，放射線線量計を持って電車で移動すると，トンネル内では放射線量は高く，鉄橋を渡ると低くなることがわかる．

　自然界には一定の割合で放射性同位元素が存在するので，食品中にも含まれている．カリウム（K）は人や動植物に必須の元素で，その 0.012%は放射性の ^{40}K なので，食を通じて体内に取り込まれる量が最も多い．大気中の二酸化炭素（CO_2）にも一定の割合で放射性の ^{14}C が含まれており，光合成や食物連鎖を通して体内に取り込まれる．体重 60 kg の人では 6,000〜7,000 Bq の放射性物質を有する．^{40}K はベータ（β）線とガンマ（γ）線を発生するが，ともにエネルギーが高いので，満員電車では周囲の人がもっている ^{40}K による放射線に被ばくすることとなり，ひとりでいる場合に比べて約 2 倍の被ばく線量とされる．これらの線量は日常生活に伴う範囲であり，健康上の問題は生じない．

Column

バナナ等価線量

　バナナには免疫力を上げる効果，疲労回復効果，集中力を高める効果，便秘，下痢の解消，動脈硬化の予防効果があり，その健康効果はよく知られている．一方，多くの K を含んでいるので，1 本（約 150 g）あたり，19 Bq の放射性 ^{40}K を含む．これによる被ばく線量は 0.1 μSv 相当とされ，非公式な指標で，「バナナ等価線量」とされている．放射性物質を含まない食品はないことを示す一例である．実際には ^{40}K は代謝によって排出され，体内量は平衡に保たれるため，バナナを食べることによって被ばく線量が増加することはない．

4 | 放射線の作用

　放射線にもさまざまな種類があるが，医療で一番よく使われる X 線を例に，放射線に当たると（被ばくすると）何が起きるか考えてみよう．X 線は電離放射線であり，紫外線よりも波長が短い電磁波である．電離（イオン化）放射線と称するように，X 線と生体との相互作用では，生体を構成する原子や分子の電離と励起が起きる．励起は電子が外側の軌道へ移動することであり，電離とは電子が原子から飛び出すことである（図 1-3）．

　このような作用は，たとえば水に対して OH ラジカル（•OH）や H 原子（•H）などを生成させる．これらは不対電子をもつ原子・分子でありフリーラジカルとよばれる．一般にフリーラジカルは化学反応が速く起きるために，次から次へと反応を引き起こし，酸化力の高い状態をつくる．なお，水の電気分解では OH^-（水酸基イオン）と H^+（陽子）ができるが，両者はフリーラジカルではない．フリーラジカルは一般に化学反応性が高く，相手が生体分子であれば化学変化を起こし，損傷（分子レベルの傷）となる．なお，放射線と水との反応では水和電子ができることが特徴である（図 1-4）．

　放射線が直接，重要な分子（標的分子）に当たれば，電離を起こし，化学変化により損

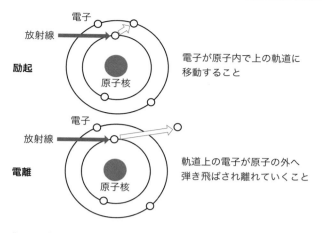

[図 1-3] 放射線による励起と電離
励起では電子が上の軌道に移動し，電離では原子外へ弾き飛ばされる．

励起 (Excitation)

$H_2O \rightarrow H_2O^* \rightarrow \cdot OH + H\cdot$

電離 (Ionization)

$H_2O \rightarrow H_2O\cdot + e^-$
$H_2O + H_2O\cdot \rightarrow H_3O^+_{aq} + \cdot OH$
$e^- + H_2O \rightarrow OH^- + H\cdot$
$e^- + nH_2O \rightarrow e^-_{aq}$ （水和電子，aqueous electron）

イオンやラジカルの再結合 (Recombination of ions and radicals)

$H_3O^+_{aq} + e^-_{aq} \rightarrow H\cdot + H_2O$
$\cdot OH + \cdot OH \rightarrow H_2O_2$
$H\cdot + H\cdot \rightarrow H_2$

酸素の存在下

$O_2 + e^-_{aq} \rightarrow O_2\cdot^-$
$O_2 + H\cdot \rightarrow HO_2\cdot^- \rightleftarrows H^+ + O_2\cdot^-$

[図 1-4] 放射線と水との反応
*は励起状態を，・は不対電子を示す．e^-_{aq} は水和電子のことで，水和電子は放射線がつくる特徴的な活性種である．酸素があると還元性の水和電子や水素原子はより酸化性の高いスーパーオキシド（$O_2\cdot^-$）に変わる．このため，酸素があると放射線の酸化力が高まり，照射による効果が増す一因となる．

傷を生じる．これを直接作用（直接効果）という．一方，生体の約70％は水なので，放射線が水に吸収され，水の分解から生じた •OH が標的分子に作用し，化学変化により損傷を生じることもある．これを間接作用（間接効果）という（図 1-5）．

はたしてどちらの作用が優位であろうか？　フリーラジカルを除去する物質（フリーラジカルスカベンジャー）を十分に入れた条件で放射線照射後の細胞増殖を指標に調べた実験から，おおよそ直接作用が30％，間接作用が70％とされた．したがって，放射線の生物作用はおもに細胞内に生じた OH ラジカル（活性酸素種）によるといってよい．

このように，放射線は周囲の分子，そして標的となる分子と相互作用し，生物作用の原

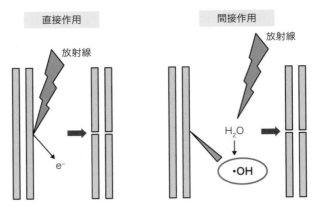

[図 1-5] 放射線による直接作用と間接作用

直接作用では放射線は標的分子を直接，励起・電離する．その結果，標的分子が切断される．間接作用では周囲の水分子が励起・電離され，生成した活性酸素種が標的分子に作用する．その結果，標的分子は化学変化を起こし切断される．

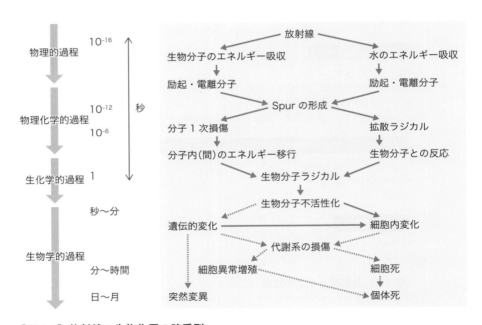

[図 1-6] 放射線の生物作用の時系列

放射線の作用は物理的過程にはじまり，経過時間とともに物理化学的過程，生化学的過程を経て，生物学的過程へと推移する．時間の幅はナノ秒から年オーダーと大きな幅がある．

因となる．これらの変化は経過時間に依存し，初期の化学変化は 1 秒以内に起きる．その後は分，時間，日のオーダーの化学的，生化学的，および生物学的変化を示す（図 1-6）[4,5]．

　放射線の人体への影響には潜伏期間（放射線被ばくから臨床症状が出現するまでの時間）が存在する．この潜伏期間が数週間以内の影響を早期影響（急性障害），数カ月以上のものを晩発影響（晩期障害）とよぶ．早期影響は，感受性が高い造血器，皮膚，消化管などの組織で，顕著な影響が現れる．具体的には，リンパ球の減少，悪心，嘔吐，全身倦怠などの二日酔いに似た放射線宿酔という症状や，皮膚では脱毛や紅斑などがある．一方，

フリーラジカルと活性酸素種

フリーラジカルは不対電子をもつ原子・分子である．活性酸素種は酸化ストレスを誘発する酸素を含む原子・分子である．OH ラジカル（•OH）（ヒドロキシラジカル）や $O_2^{•-}$（スーパーオキシドアニオンラジカル，通称スーパーオキシド）はフリーラジカルであるが，H_2O_2（過酸化水素）や $^1O_2$（過酸化水素）はフリーラジカルではない．酸素は不対電子をもつ原子・分子でフリーラジカルであるが，活性酸素種ではない．下図に示すように，これらの分子種は電子移動により容易に変化する．活性酸素種は英語で ROS（reactive oxygen species）といい，実はわれわれが酸素を吸って生きている以上，日常的に体の中でも生成していて，放射線の作用で生じるものと物質的な差はない．外部からの細菌などに対抗する生体防御作用としても利用されているが，老化や多くの病気の原因となることも知られている．活性酸素種とうまく付き合うことは健康に生きるひとつの方法といえよう．

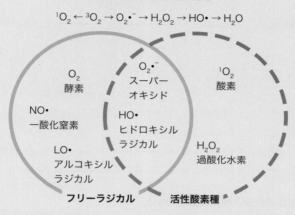

Free Radicals & ROS

$$^1O_2 \leftarrow {}^3O_2 \rightarrow O_2^{•-} \rightarrow H_2O_2 \rightarrow HO• \rightarrow H_2O$$

酸素分子に不対電子の•は付けていないが，酸素分子は 2 つの不対電子を有し，バイラジカル（ビラジカル）である．これらの活性種は電子の移動で簡単に変化する．

晩発影響には，白血病，固形がん，白内障などがある．白血病は被ばく後 2～3 年で影響が現れ始め，約 6～8 年でピークに達する．固形がんでは，被ばく後 10 年程度から発がんリスクが増加する．

5 │ 放射線の影響と線量限度

放射線に被ばくするとその当たり方（場所：全身か，局所か，時間：急激にか，徐々にか）によって，そしてその線量によって，さまざまな影響が現れる．皮膚の発赤，リンパ球数の減少などは一定の線量以上で起こり，確定的影響（組織反応）とよばれ，放射線作業にあたってはこの線量以下にする必要がある．一方で，がんや白血病は被ばくしてすぐに現れる現象ではない．原爆被爆者の健康調査から，放射線被ばくががんの発生を高めることは知られており，これらは確率的影響と称される．がん発生のリスクは，放射線の線量に応じて直線的に増加すると称する「直線しきい値なし（linear non-threshold：LNT）仮説」に基づいて，放射線の防護基準が設定されている．低線量放射線の発がんに関する研究結果については種々あるが，放射線の防護の立場では「少しの放射線でも発がんリスクを上げるので，できるかぎり被ばく線量を下げるようにする」のが合理的である．放射

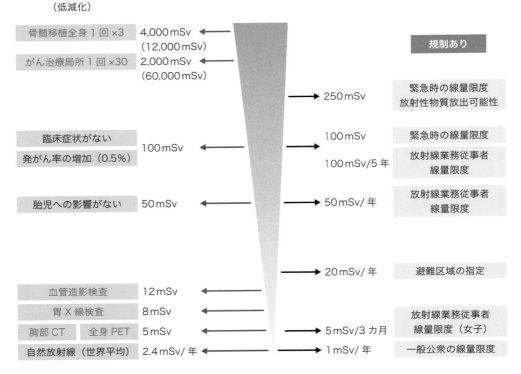

規制なし
（低減化）

赤字は医療行為

骨髄移植全身1回×3	4,000 mSv (12,000 mSv)	
がん治療局所1回×30	2,000 mSv (60,000 mSv)	

規制あり

250 mSv → 緊急時の線量限度 放射性物質放出可能性

臨床症状がない	100 mSv	
発がん率の増加（0.5%）		

100 mSv → 緊急時の線量限度

100 mSv/5年 → 放射線業務従事者 線量限度

胎児への影響がない　50 mSv

50 mSv/年 → 放射線業務従事者 線量限度

20 mSv/年 → 避難区域の指定

血管造影検査	12 mSv
胃X線検査	8 mSv
胸部CT　全身PET	5 mSv
自然放射線（世界平均）	2.4 mSv/年

5 mSv/3カ月 → 放射線業務従事者 線量限度（女子）

1 mSv/年 → 一般公衆の線量限度

［図1-7］放射線の線量と線量限度について
医療には線量限度の設定はなじまないので，便益がある場合に放射線は使用できるが，職業人や一般公衆に関しては線量限度が設定されている．医用線量は一例で，Gy を Sv で表記した．

線業務従事者の防護基準では，被ばく限度が5年で100 mSv 以下かつ，いずれの1年においても50 mSv を超えないこと（眼の水晶体や皮膚については別途定めてある）としている．一般公衆に対しては1年あたり1 mSv と定められており，直線しきい値なし仮説に基づいて，できるかぎり低い値を設定している．

　一般人は自然から，また，職業人は業務において放射線被ばくするが，医療行為においても放射線被ばくする．職業上の放射線被ばくについては厳格に線量限度が設けられているが，医療被ばくには低減化は求められているものの，線量限度は設けられていない（図1-7）．とくに日本は日常的な健康診断が普及しており，また，人口あたりの CT の台数も多い．その結果，日本は国際的にも医療による被ばく線量が多い．環境省の資料によれば，医療による被ばく線量の世界平均が 0.6 mSv であるのに対して，日本は 2.6 mSv と約4.3倍高い[6]．放射線医療の普及が健康増進に寄与している面はあるが，医療に限らず被ばく線量の増加は好ましいことではない．

6 ｜放射線の線量・線量率

　放射線の影響あるいは効果を考える際に重要なのは，ドーズ（dose，用量・線量）である．放射線の線量率（線量/時間）は比較的容易に測定できる．線量率がわかれば，時間を

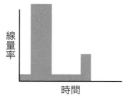

放射線

線量率（dose rate）× 時間＝線量（dose）

積分値（面積）が線量
線量率（dose rate）が一定であれば
線量（dose）は容易に求められる

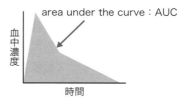

薬剤

投与量は g/kg

area under the curve：AUC

積分値（面積）が実際の用量
投与量が一定であっても
用量（dose）は容易に求められない

［図 1-8］放射線と薬のドーズ（用量・線量）について
放射線の線量（ドーズ）は線量率がわかれば，時間を乗じることで，簡単に計算できる．一方，薬剤（くすり）の用量（ドーズ）は代謝の影響もあり，投与量がそのまま薬剤の効果とならないので，用量を正確に求めることはなかなか難しい．

乗じることで，線量が求められる．比較のために薬を取り上げると，薬の実際の効き方は血中濃度によるが，これは時間とともにいったん上昇し，低下する．この曲線の下の面積が薬の用量にあたる．年齢や代謝により変化するので，実際の用量を決めることはなかなか難しい．測定装置により，簡単に測ることができる放射線は，薬と異なり，ドーズ（用量・線量）が明確なものといえる（図 1-8）．

7 | 医療の現場でなにが必要か

　放射線は身の回りにもあるが，見えたり感じたりしないことから，普段放射線被ばくを意識することはない．ただし，被ばく線量が多くなれば健康被害が発生するリスクが高まる．医療では病気の診断および治療に役立つことを前提に放射線は使われている．診断においては患者には放射線の必要性を理解してもらう説明が必要となる．一方，治療においてはリスクの説明もより必要となる．また，医療者自身の余計な職業被ばくを避けるには，個人線量計により被ばく線量を把握することと，必要に応じて放射線防護用具を利用することが重要となる．

本章のまとめ

● **放射線**は**医学の診断・治療**に幅広く用いられている．
● 医学利用される**放射線の種類は多岐にわたる**．
● 看護職は患者に**最も身近な医療職**であり，**放射線の理解を深める**必要がある．
● 放射線は**身の回りにも存在し**，**食品中にも**放射性物質は含まれている．
● 放射線の作用は原子・分子の**励起と電離**による．
● 放射線影響における生体中の**水の放射線分解**による**活性酸素種**の役割は大きい．
● 放射線の作用には**直接作用**と**間接作用**があり，**間接作用の役割が大きい**．
● 放射線による**活性酸素種**は**日常生活で生成するもの**と同様である．

●放射線の影響には**早期影響（急性障害）**と**晩発影響（晩期障害）**がある.

●放射線の影響には**確定的影響（組織反応）**と**確率的影響**がある.

●放射線発がんなどの**確率的影響**には**しきい値はなく，線量に依存する**と**仮定**する.

●放射線防護では**確定的影響を抑え，確率的影響をできるだけ減らす**必要がある.

●放射線は**線量率**がわかると**時間**を乗じることで**被ばく線量**が求められる.

●日本では国際的に比較して**医療被ばく線量の割合が多い**.

●放射線には**リスク**と**便益**があり，**医療では便益がある場合**に使用できる.

文献
1) 齋藤淳一, 近藤　隆 (2020)：第 4 章　放射線と医療.「アクティブラーニングで学ぶ震災・復興学―放射線・原発・震災そして復興への道」. 庄司美樹, 新里泰隆・他編著, 六花出版, pp43-55.
2) 小泉雅彦 (2019)：1.16　医療放射線の種類と発生装置.「放射線医科学の事典―放射線および紫外線・電磁波・超音波」―大西武雄監修, 松本英樹総編集, 甲斐倫明, 宮川　清・他編, 朝倉書店, pp58-81.
3) 日本アイソトープ協会編 (2021)：第 2 章　放射線利用における看護職の役割.「改訂版　看護と放射線」, 丸善出版, pp11-21.
4) 桑原幹典 (2018)：第 3 章　放射線の生物作用.「放射線生物学」. 第 2 版, 獣医放射線学教育研究会編, 近代出版, pp34-46.
5) 平山亮一 (2016)：1.2　放射線の初期過程.「新版　放射線医科学―生体と放射線・電磁波・超音波」. 大西武雄監修, 松本英樹副監修, 近藤　隆, 島田義也・他編, 医療科学社, pp11-13.
6) 環境省 (2022)：第 2 章　放射線による被ばく. 2.5 身の回りの放射線.「放射線による健康影響等に関する統一的な基礎資料」.
https://www.env.go.jp/chemi/rhm/r3kisoshiryo/r3kiso-02-05-03.html

第2章 放射線の基礎

この章のねらい（到達目標）

1 放射能・放射性物質・放射線の違いについて説明できる．
2 放射線の種類や性質について説明できる．
3 放射線の測定器の種類やその用途について説明できる．
4 物理学的半減期と生物学的半減期を説明できる．
5 放射線に関する単位について説明できる．
6 放射線防護量に関する等価線量と実効線量を説明できる．

1 | 放射能

　放射能は，放射線を出す能力のことである．放射能と混同しやすい表現として，放射線や放射性物質があり，放射能を用いた用語としては，放射性物質が人体を含む物体・場所に付着することで生じる「放射能汚染」（p122「「被ばく」と「汚染」の違い」参照）や，食品に含まれる放射性物質の量の測定に関連した「放射能濃度」がある．

2 | 放射性物質（放射性核種）

　放射線を放出する元素を放射性元素といい，その放射性元素を含む物質を放射性物質という．そのため，放射性物質はその物質自体から放射線を出す能力（放射能）をもっている．元素とは，原子核と原子核を取り巻く電子で構成されている原子の集合体であるが，その原子の原子核は，各原子核固有の陽子数と中性子数によって構成されており，その数により名称が異なる．たとえば，水素原子のほとんどは，原子核が陽子1個のみで存在しているが，陽子1個と中性子1個で重水素，陽子1個と中性子2個でトリチウムとして存在する．トリチウムのように，その原子核がエネルギー的に不安定な状態にあるものを放射性物質という．放射性物質から放出される放射線の種類と，壊変（崩壊）の速度は放射性物質ごとに決まっている（表2-1）．

3 | 放射線の種類と性質

　放射線の種類については，第1章の図1-1で示したが，本章ではその性質について整理しておく．放射線の種類によって，エネルギー量や人体をはじめ物質を通り抜ける力（透過力），空気中を飛ぶ距離はさまざまであり，その性質の違いによって物質への作用や人体への影響が異なってくる．たとえば，エネルギー量が強い α 線は，空気中を飛ぶ距離は短

放射性物質	放出する放射線	半減期	特質（原発事故との関係）
ヨウ素131（^{131}I）	β線とγ線	8日間	体内に取り込まれるととくに甲状腺に蓄積する性質があり，チョルノービリ（チェルノブイリ）原発事故では多数が発症した小児甲状腺がんの原因となった．安定ヨウ素剤は，緊急放射線災害時に甲状腺への放射性ヨウ素の取り込みを減らすために服用することが定められているが，その効果は24時間程度しか持続せず，避難と組み合わせる必要がある．
セシウム134（^{134}Cs）	β線とγ線	2.1年	特定の標的器官はなく，全身（おもに筋肉）に集積する性質がある．現在のところ，チョルノービリ原発事故においても^{134}Cs，^{137}Csによる健康影響は報告されていない．
セシウム137（^{137}Cs）	β線とγ線	30年	
ストロンチウム90（^{90}Sr）	β線	29年	体内に取り込まれた場合，とくに骨に集積する性質がある．また，高エネルギーのβ線であるため，皮膚に沈着した場合にも注意が必要である．福島第一原発事故後には，原発周辺地域において^{90}Srは存在するものの，健康に影響のある水準ではないことが確認されている．
プルトニウム239（^{239}Pu）	α線	24,110年	長崎の原子爆弾に使用された核種．体内に取り込まれた際には内部被ばくの原因となるため問題となる．質量が重いうえに，沸点が比較的高いため，福島第一原発事故後に放出された量はごく限られており，これまでのところ発電所の敷地外からは検出されていない．

[表2-1] 原子力発電所（原発）事故由来の放射性物質

放射能と放射線と放射性物質の違い

Column

放射能には実体がなく，放射線や放射性物質には実体がある．そのため，「この物質は放射能を出す」という表現ではなく，「この物質は放射能が高い」「この物質は放射線を出す」というような表現が正しい用い方である．電球から出てくる光を放射線にたとえると，電球自体が放射性物質であり，電球のワット数（たとえば100W）が放射能の強さに相当する．

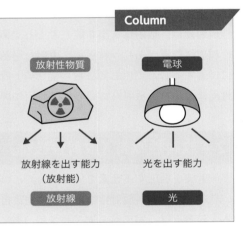

く，紙1枚でも遮蔽できる．一方でγ線やX線は，数十mから数百mの距離を飛び，密度の高い鉛や分厚い金属などの遮蔽物によってはじめて，エネルギーを弱められる（図2-1）．

また，他の性質として，電離作用がある．これは，放射線が物質中を通過する際に，もっているエネルギーにより，物質を構成している原子がもつ電子を弾き出して，陽電荷を帯びた状態の原子と自由な電子とに分離させる作用である．これらの性質を知ることは，効果的な放射線の利用や防護につながる．

放射線は，X線やγ線のような電磁波由来の電磁放射線と，α線やβ線，中性子線，重粒子線のような粒子由来の粒子放射線（粒子線）に分けることができる（表2-2）．粒子線のなかでも，α線，β$^-$線，β$^+$線，電子線のように電荷をもつ粒子線（荷電粒子線）と，中性子線のように電荷をもたない粒子線（非荷電粒子線）に分類される．病院での胸部レントゲンや頭部CTなどの検査はX線を用いた検査である．

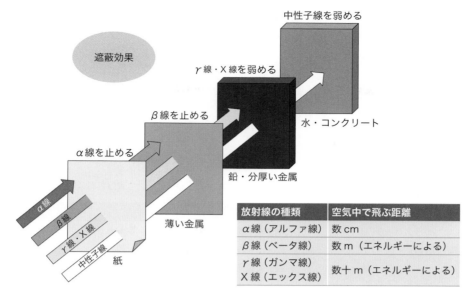

[図 2-1] 放射線の種類と透過性と遮蔽効果

放射線の種類	空気中で飛ぶ距離
α線（アルファ線）	数 cm
β線（ベータ線）	数 m（エネルギーによる）
γ線（ガンマ線） X線（エックス線）	数十 m（エネルギーによる）

分類	名称	定義
電磁放射線	X線（エックス線）	原子核の外側で発生する電磁波
	γ線（ガンマ線）	原子核内から放出される電磁波
粒子放射線	α線（アルファ線）	原子核内から放出されるヘリウム原子核（質量は電子の 7,360 倍）
	β⁻線（ベータマイナス線）	原子核内の中性子が陽子に転換した時に発生する電子
	β⁺線（ベータプラス線）	原子核内の中性子が中性子に転換した時に発生する陽電子
	電子線	エネルギーをもった電子の流れ
	中性子線	原子核分裂の時に発生する中性の粒子（質量は電子の 1,840 倍）
	重粒子線	電子より重いすべての粒子線（炭素線など）

[表 2-2] 放射線の種類

（放射線医学総合研究所編（2009）：2. 放射線と放射能の基礎知識.「ナースのための放射線医療」，朝倉書店，p9. を参考にして作成）

4 ｜ 放射線の測定

　放射線は色もにおいもなく，五感では感じることができないが，電離作用や透過力の性質から，専用機器によって比較的容易に測定ができる．しかしながら，放射線の種類や性質によって，測定できる機器や結果が異なるため，適切な測定器の選択や測定方法が重要となる（表2-3）．また，空間線量率のような環境中の放射線を測定する機器もあれば，個人の被ばく線量を測定する機器もある．

　環境中の放射線を測定する機器には，電離箱型サーベイメータ，GM サーベイメータ（GM 管式サーベイメータ），シンチレーション式サーベイメータなどがあり，それぞれに測定可能な放射線の違いがある．また，空間線量率の測定に適している電離箱型サーベイメータやシンチレーション式サーベイメータは Sv（シーベルト）で表記され，汚染の検出

測定器			
線量計の種類	電離箱型サーベイメータ	GM サーベイメータ	シンチレーション式サーベイメータ
測定できる放射線	X 線，γ 線	β 線，X 線，γ 線	γ 線
用途	空間線量率	空間線量率，汚染の検出	空間線量率
写真			

個人線量計			
線量計の種類	ガラスバッチ	ポケット線量計	D シャトル
測定できる放射線	β 線，X 線，γ 線，（中性子線*）	X 線，γ 線，（中性子線*）	γ 線
用途	個人被ばく線量　現像処理が必要となる．	個人被ばく線量　リアルタイムで測定可能，携帯電話の電波にも反応する場合がある．	個人被ばく線量　専用機器に線量計を差し込むことで表示，1 時間ごとの線量が記録される．
写真			

[表 2-3] 放射線測定器の種類
*測定器の型式によっては測定可能

に適している GM サーベイメータは cpm（シーピーエム）で表記されるというように，用途や単位の違いがみられる．そのため，測定器の使用にあたっては，測定対象となる放射線の種類や用途を考慮したうえで選択する必要がある．

　次に，個人の被ばく線量を測定できる機器には，ガラスバッチ，ポケット線量計，D シャトルなどがあり，こちらもそれぞれに測定可能な放射線の違いがある．また，ガラスバッチや D シャトルのように現像処理や専用機器を使用することで表示されるものもあれば，ポケット線量計のようにリアルタイムでモニター表示されるものもある．ポケット線量計については，携帯電話の電波にも反応する場合があり，取り扱いには注意が必要となる．

5 | 半減期

　放射能には「半減期」がある．原子核がエネルギー的に不安定な状態にあるものが放射性物質であるが，放射線を物質外に出すことによって，エネルギー的に安定な状態となり，放射線を出すことをやめる．つまりは放射性物質の量が減り，放射能が弱まる．この放射能が弱まり，当初の半分になるまでの時間を半減期（物理学的半減期）という．半減期は放射性物質によってさまざまで，数秒のものもあれば，数万年，数億年というものもある．半減期分の時間が経過するごとに放射能が半分となるため，半減期の 2 倍の時間が経過す

ると，放射能の強さは 1/4 となる．

　また，人体への影響や放射線利用を考えるうえで，物理学的半減期と同様に，生物学的半減期の認識も重要となる．体内に取り込まれた放射性物質は，臓器や組織を経由して，最終的には排泄される．その排泄によって体内の放射性物質の量が半分となる時間を生物学的半減期という．そして，その物理学的半減期と生物学的半減期の両者を考慮し，体内から放射性物質の量が減少していくときの半減期を実効半減期という．

物理学的半減期と生物学的半減期の例

Column

　半減期の例を挙げると，たとえばヨウ素 131（^{131}I）では 8 日経つと最初の量の 1/2 になり（物理学的半減期），さらに 8 日経つと，その 1/2，すなわち最初の量の 1/4 になる．一方，セシウム 137（^{137}Cs）では物理学的半減期は約 30 年であるが，体内に入った ^{137}Cs は小児なら 60〜70 日程度，大人でも 90〜100 日程度で体外に排出され，半分の量となる（生物学的半減期）．このように，物理学的半減期と生物学的半減期の関係性を知る必要がある．

---

6 ｜ 放射線に関する単位（表 2-4）

　放射能の単位は，Bq（ベクレル）で表記され，1 秒間に 1 個の原子核が壊変することを 1 ベクレルとし，そのときに出る放射能（放射線を出す能力）の強さを表す．吸収線量は Gy（グレイ）で表記され，ある物質中の単位質量（kg）あたりに放射線により付与されたエネルギー（J：ジュール）の平均値であり，J/kg ＝ Gy となる．つまり，Gy は物質や人体が受けた放射線の量を表す単位である（図 2-2）．等価線量は Sv（シーベルト）で表記され，組織・臓器における放射線の影響を放射線の種類やエネルギーによる違いで補正した線量である．また，実効線量も Sv で表記され，等価線量を組織荷重係数によって補正した全身への放射線の影響を示した線量である（等価線量・実効線量については次項参照）．つまり，放射線には性質が異なるさまざまなものがあり，人体に対する影響も大きく異なるため，放射線の種類や当たる部位に関係なく，放射線によって人体が受けた影響の程度を表す単位として，Sv が用いられる．α 線（プルトニウム 239（^{239}Pu）など）以外の β 線・γ 線（^{131}I や ^{137}Cs）では，1 Gy ＝ 1 Sv とされている．その他の単位として，GM 管で測定される放射線の個数だけに着目した，測定器が数えた 1 分あたりの個数である cpm（シーピーエム）があるが，これは表面汚染濃度を算出する際に使用される．

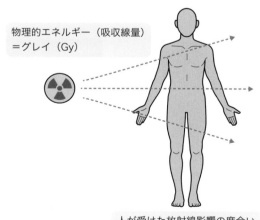

物理的エネルギー（吸収線量）
＝グレイ（Gy）

人が受けた放射線影響の度合い
＝シーベルト（Sv）

[図 2-2] Gy と Sv の関係

単位（読み方）	表す意味	用いられるおもな場面
Gy（グレイ）	受ける放射線量：物質や人体が受けた放射線の量を表す単位	放射線治療計画，線量評価
Sv（シーベルト）	人体に対する影響：放射線によって人体が受けた影響の程度を表す単位	医療従事者や一般人の被ばく管理
Bq（ベクレル）	放射能の強さ：放射性物質が放射線を出す能力を表す単位	核医学での投与量

［表2-4］放射線に関する単位

7 | 放射線防護量

　放射線防護量は，放射線防護を考えるうえで，放射線の人体への影響を測るために設けられたもので，等価線量と実効線量がある．等価線量は，人の臓器や組織がそれぞれに受けた影響を，α 線や β 線などの放射線の種類によって算出したものである．また，実効線量は，臓器や組織が受けた影響を全身が受けた影響に換算したものである．すなわち，等価線量は，放射線の種類を考慮し，放射線加重係数を用いて算出したもので，実効線量は，臓器ごとの放射線の感受性の違いを考慮し，組織加重係数（すべてを加算すると1となる）を用いて重み付けしたものである（**表2-5**）．このように，防護量は，被ばくした放射線の種類や人の臓器・組織への被ばく線量から算出されるものであり，測定器を使って容易に測定されるような値ではない．

　等価線量（Sv）＝放射線加重係数 W_R×吸収線量（Gy）

　実効線量（Sv）＝Σ（組織加重係数 W_T×等価線量（Sv））

放射線の種類	放射線加重係数
γ 線，X線，β 線	1
陽子線	2
α 線，重イオン	20
中性子線	2.5〜21

組織	組織加重係数*
骨髄（赤色），結腸，肺，胃，乳房	各0.12
生殖腺	0.08
膀胱，食道，肝臓，甲状腺	各0.04
骨表面，脳，唾液腺，皮膚	各0.01
残りの組織の合計	0.12

出典：ICRP 2007年勧告
*すべての組織加重係数を加算すると1となる．

［表2-5］放射線加重係数と組織加重係数
（環境省（2020）：第1章放射線の基礎知識，「放射線による健康影響等に関する統一的な基礎資料」，p38．より改変）
放射線加重係数と組織加重係数は，国際放射線防護委員会（ICRP）により2007年に発表されたものが最も新しく（2023年現在），原爆被爆者の健康影響調査の結果など，新たな知見が得られれば見直しが行われる．

◉ **放射能は能力**であり，**放射性物質は物体**である．

◉ 放射線には**電磁放射線**と**粒子放射線**の２種類がある．

◉ **放射性物質の種類**により，**放出する放射線**や**物理学的半減期**に違いがある．

◉ **放射線測定器**にはさまざまな種類があり，測定したい**放射線の種類や用途**によって使い分ける必要がある．

◉ おもに使用される単位には，Bq（ベクレル），Gy（グレイ），Sv（シーベルト），cpm（シーピーエム）がある．

◉ **放射線防護量**には，**等価線量**と**実効線量**があり，**放射線加重係数**と**組織加重係数**により算出される．

文献
1）吉田浩二，林田直美・他（2011）：放射能と放射線の基礎知識．そんぽ予防時報，247：14-19．

第3章 放射線の生物影響

この章のねらい（到達目標）

1 放射線による細胞の生死の意義が説明できる.
2 放射線の細胞に対する影響の標的が説明できる.
3 細胞の生死を知るための方法が説明できる.
4 DNA 損傷と修復の関係が説明できる.
5 放射線照射細胞の回復過程が説明できる.
6 放射線に対する感受性が異なる原因が説明できる.

1 │ 放射線による細胞の生死

1) 細胞死によるベネフィットとリスク

　放射線の人体への作用を理解するためには，人体を構成する臓器と，臓器を構成する細胞との関係をひとつのつながりとして学ぶことが重要である．このような学びの流れにおいて，最初の出発点となるのが，細胞に放射線が作用した場合に，細胞の運命がどうなるのかを知ることである.

　細胞の運命決定を最も簡単に言い表すとすれば，細胞が生きるのか，それとも死に至るのかである．この単純な運命決定は，図 3-1 に示すように，放射線が照射される細胞によって，その意義は大きく異なる.

　正常細胞に放射線が照射された場合には，細胞死によって正常の細胞機能は損なわれ，生体への影響が早期に生じうる．すなわち，正常細胞においては，細胞死は，危険性を意味する「リスク」をもたらすことになる．それに対して，がん細胞に放射線が照射された場合には，細胞死によってがん細胞が消失するために，がん治療の利点を意味する「ベネフィット」をもたらすことになる．このように，細胞死を考えるときには，放射線が照射される細胞が何であるのかと，放射線のベネフィットとリスクのバランスをつねに考える必要がある.

　細胞死が放射線のベネフィットとリスクをもたらす最もわかりやすい現象であるとすれば，その逆の現象である細胞生存はどうであろうか．上記で説明した細胞死の生体への作用は，正常細胞では早期影響（急性障害）であり，がん細胞ではがん治療の成否であったが，これらは図 3-2 に示されるように，照射されてから短期間において明らかとなることである．ところが，細胞が死を免れた場合には，その後の時間経過において，きわめて多くの種類の細胞機能が影響を受けることが想定される．放射線の晩発影響（晩期障害）とよばれる影響は，このような時間を経過してから発生する健康影響であり，細胞死を免れ

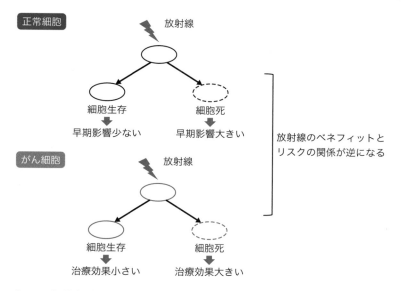

[図 3-1] 放射線照射後の細胞運命決定の意義
正常細胞とがん細胞では，細胞生死の意義が異なることが重要である．

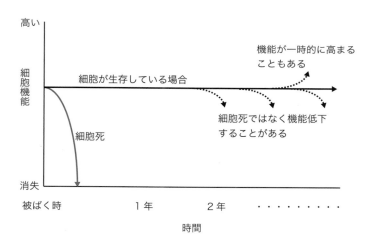

[図 3-2] 放射線被ばく後の時間経過と細胞運命の関係
細胞死の細胞機能への影響は，被ばく後早期にみられる．

た細胞での変化が最も根源的な原因となる．この点をより詳しく理解するために，放射線の生体影響の対象が何であるのか，次項p20「放射線による細胞死の標的」以降で解説していく．

2）ネクローシスとアポトーシス

　ここまで，放射線が細胞へもたらす多様な作用のなかで，細胞死が照射後の早い経過で発生する現象であることを説明してきたが，ここで，細胞死の特徴について述べる．
　広い範囲で細胞が死滅すれば，肉眼的にも生体の組織が異常を起こしていることを一目で発見することは簡単と思われる．医療の現場では，外傷などにみられるように，体表面

の皮膚からその奥の組織までが損傷していることに頻繁に遭遇する．これらは代表的な細胞死の結果であり，壊死（ネクローシス）とよばれる現象が主となっている．それに対して，放射線による細胞死の特徴としては，アポトーシスとよばれる，壊死とはまったく異なる現象があげられる．アポトーシスは，プログラムされた細胞死ともいわれている．これは，放射線が照射されてから短い時間経過で，細胞死に至る細胞内の分子の変化が秩序立って起こり，プログラムされているように見えるためである．そのために，細胞死に至る過程では，すぐに死滅した細胞が観察されるのではなく，整然とした順序で細胞内の小器官が変化して細胞の形態が変化し，最後に細胞死を迎える．細胞全体が秩序立たずに膨らんで，その後に溶けていくような経過をたどる壊死とは，見え方が大きく異なるのである．

　日常の医療現場では，感染や外傷へ対応する頻度が多く，これらの状況では壊死を見ていることが多いが，放射線が照射された場合には，壊死の頻度は少なく，アポトーシスが主体となる．そのために，壊死を見慣れていると，アポトーシスのイメージがつかみにくくなり，ともすれば細胞死の進行を見逃しかねない．このことは，放射線照射後の生体変化を観察する際に重要な点である．なお，アポトーシスは放射線照射時に限られたものではなく，正常な発達の過程でも広く生体内で起こっている現象である．また，がんの薬物治療においても，多くの薬剤の効果はアポトーシスに依存している．

　このように，壊死とアポトーシスの違いを理解することが，医療の現場で細胞死を理解する基本であるが，最近では，細胞内の成分を細胞自身が分解する自食作用を特徴とするオートファジーや，細胞老化によって細胞増殖が停止して形が変わることも放射線によって誘導されるとわかっているため，これらの現象についても医療応用が進むと考えられる．

2 ｜ 放射線による細胞死の標的

1）細胞の構造

　細胞が放射線に照射された結果として細胞の生死が決まるのであれば，細胞死をもたらすための放射線の標的が細胞であるのは当然である．ところが，ひとつの細胞には，生命活動を支えるために数多くの働きがあるため，それを実行する細胞自体について理解しなければならない．

　細胞の構造は，核とその周辺の細胞質の2つに分かれる．核にはDNAの形で遺伝子が存在するが，むき出しで存在するわけではなく，染色体の構造の中に存在する．さらに，染色体の構造をほぐしてみると，図3-3に示すように，DNAとヒストンとよばれる蛋白質が，ヌクレオソームという構造を形成している．また，細胞質には，生命活動に必要なエネルギーをつくるミトコンドリアが数多く存在し，細胞が呼吸をして代謝活動を行うための心臓部分に相当する役割を担っている．細胞質には，ミトコンドリア以外にも，細胞機能を維持するために役割分担された構造物が多く存在し，これらは細胞内小器官とよばれる．

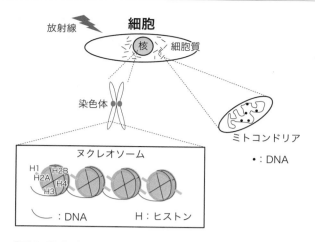

[図 3-3] 細胞における放射線のおもな標的
放射線の標的である DNA は，細胞核にある染色体の中でヒストンと
規則的な構造をとっている．それとは別にミトコンドリアにも DNA
が独自に存在する．

2) DNA を介した影響とその他の影響

　細胞に放射線が照射された場合，その方向は細胞外から細胞内に向かうが，これまでに
説明したように，細胞内には多くの構造物があるために，どの部分が放射線に応じて細胞
機能の変化をもたらすのであろうか．この疑問に対しては．これまでの長い研究の成果と
して，DNA が放射線の細胞への作用の直接の標的であることが確立している．ただし，こ
こでの細胞への作用は，アポトーシスを中心とする細胞死を誘導する作用と限定して考え
たほうがよい．細胞死は放射線が細胞に及ぼすひとつの重大な影響であるが，細胞が生存
できた場合には，さまざまな種類の影響が起こり，その場合には DNA 以外が標的となる．

　最近のがんに対する治療では，免疫治療の占める割合が増加している．さらには，放射
線治療と免疫治療が併用されることも，肺がんの集学的治療では行われる．かつては，放
射線治療と免疫治療はまったく別のものとして考えられていたために，このような併用は
想定もできなかったが，生物学の研究によって，放射線の照射によって免疫機能が変化す
ることが知られるようになってきた．この場合，放射線が DNA を標的として免疫機能の
変化が生じることは知られているが，実は，それほど単純ではない．これまで，DNA と
いえば，核に存在する DNA を指すことが当たり前であったが，放射線による免疫機能の
変化を考える場合には，ミトコンドリアに存在する DNA，さらには RNA も重要な働き
をすることが知られるようになった[1]．DNA や RNA は本来存在する場所から漏れ出し
て，細胞質内に存在する現象が知られている．これらは本来の働きである蛋白質をつくる
こととは別に，特殊な経路が作動して免疫機能が大きく変化する原因となる．

　このように，古くから知られている「放射線は DNA を標的として細胞死を起こす」と
いう考え方は，依然として重要であるが，それ以外の標的によって細胞死そのものが影響
を受けたり，細胞死以外の細胞機能が影響を受けることを理解することが求められる時代
が到来している．それは，放射線治療をより有効に活用するために，他の治療法も組み合
わせた集学的治療の重要性が高まっているからである．

3 | 細胞死の測定

　放射線による細胞死を測定するためには，大きく分けて 2 つの方法がよく用いられている．ひとつは，生存細胞を測定して数値化することによって，逆算的に細胞死が起こった結果を知る方法である．この場合には，アポトーシスやオートファジーなどの細胞死の種類を問わずに，細胞死全体の影響を知ることが目的となる．もうひとつは，特徴的な細胞死の種類に応じた調べ方として，アポトーシスであれば，アネキシン V とよばれる蛋白質を標識する方法がよく用いられる．

1）細胞生存率による測定

　細胞の生存率を測ることは，細胞死の種類を問わずに放射線の細胞への作用を総合的に知ることができるために，研究においては基本的な方法となる．一方で医療の現場においても，個人ごとの放射線感受性を議論する場合に参考情報として引用されることがあるため，その原理を理解しておくことは有用である．

　測定の手順としては，通常の細胞培養の手技によって，測定に用いる細胞が互いに接着しないよう一つひとつ独立した状態で培養ディッシュに撒く．放射線照射後は，数日から 1 週間程度，静置して培養を継続することによって，生存した細胞がコロニーを形成するのを待つ．最終的に，図 3-4 に示すようなコロニーの数を肉眼で数える．

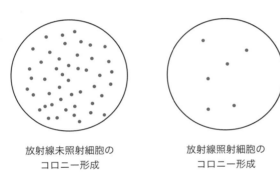

[図 3-4] 細胞の生死を調べるためのコロニー形成法
培養ディッシュのコロニー数を数えることで，放射線による細胞死の状況を調べることができる．

　細胞生存率は，図 3-5 に示すように，2 つのパターンに大別される．X 線や γ 線などのエネルギーの付与が低い放射線を照射した場合には，線量が少ないと生存率の低下が緩やかであり，線量が多いと生存率の低下が目立つようになる．これらを曲線で示すと肩が存在する曲線となる．それに対して，重粒子線や α 線などのエネルギーの付与が高い放射線を照射した場合には，肩は存在せず，直線状となる．

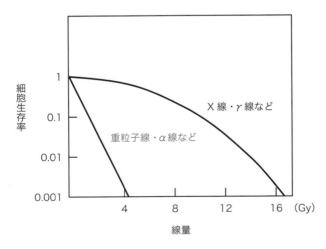

[図 3-5] 放射線線量の細胞生存率への影響
放射線の線質の違いによって，線量による細胞生存率の変化のパターンは異なる．

2）細胞死の種類と測定

　アポトーシスを生じた細胞を検出するためには，細胞膜表面に発現するリン脂質のホスファチジルセリンをアネキシン V-蛍光色素で染色しフローサイトメトリーを用いることが多い．また，オートファジーを検出するためには，特異的な蛋白質を標識する化学物質などが開発されている．細胞老化による増殖停止細胞に対しては，老化特異的 β ガラクトシダーゼの検出を用いることが多い．

4 ｜ DNA 損傷と修復

1）塩基の損傷と DNA 鎖の損傷

　放射線による細胞死を起こすための標的が DNA であることを説明してきたが，それでは DNA は照射後どのように変化するのであろうか．この疑問に答えるためには，まず DNA の大まかな構造を理解しておく必要がある．図 3-6 に示すように，DNA は，4 種類の塩基と，それらを支持する構造である DNA 鎖に大別される．

　放射線はこのような 2 つの構造に分かれる DNA のどちらの部分も損傷するが，頻度としては，4 種類存在する塩基に対する損傷が圧倒的に多い．それに対して，DNA 鎖の損傷は切断という形になるために，DNA 構造そのものに大きな影響が及び，塩基損傷に比べると頻度は少ない．

2）DNA 修復

　このように DNA 損傷の種類によって，その頻度と生体への影響は大きく異なるが，最初に理解すべきことは，種類を問わずに共通した事項として，損傷が起きてからの経過と，その生体への作用の概要である．DNA 損傷が発生した場合，細胞にとって最も重い問題は，細胞死に至ることである．しかし，このような最悪の場合を回避する仕組みを細胞は

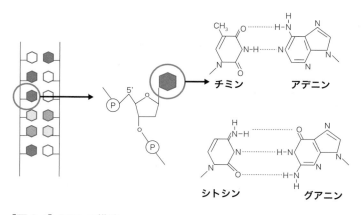

チミン　　**アデニン**

シトシン　　**グアニン**

[図 3-6] DNA の構造
正常な DNA では，チミンとアデニン，シトシンとグアニンが対合し，鎖構造でつながっている．

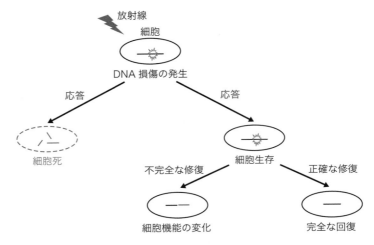

[図 3-7] 細胞の運命決定における DNA 修復の働き
DNA 損傷応答と修復の結果によって，細胞の多様な運命が決定される．

もっている．その仕組みの中心的な部分は，DNA 修復とよばれる働きである．放射線の照射線量が少ない場合には，この DNA 修復が余裕をもって働くことができるために，多くの DNA 損傷は修復される．一方，放射線の線量が高い場合や，線量が低くても複雑な DNA 損傷が生じてしまった際には，修復されない状況も起こりうる．その場合は細胞死に至ると考えられるが，実際にはそれほど単純ではない．それは，細胞死と細胞生存という二者択一ではなく，図 3-7 に示すように，その中間に位置する状況として，不完全な修復によって細胞機能に異常をきたして生存する細胞が存在するからである．

　それでは，細胞が生存しながらも，細胞機能が変化する状況は，医療の現場においてはどのように理解したらよいのであろうか．このような状況がもたらす病態には多くの種類があり，まさに放射線の晩発影響とよばれる病態は，そのような状況から発生するのである．代表的な例をあげてみると，各臓器や組織の慢性炎症，老化，発がんなどである．これらの病態は，放射線に被ばくした際だけでなく，他の原因でも同じ経過をたどることによって生じ，最終的に発生する病気には共通した点が多くみられる．高齢化が進む現代社会においては，これらに対する医療が大きな割合を占めるため，放射線による DNA 損傷と修復の理解は，放射線以外の原因によって発生する病気へ対応するうえでもきわめて重要になってきている．

3）DNA 損傷応答と細胞機能への影響

[1] DNA 損傷の感知と情報伝達

　細胞死を免れつつも細胞機能に異常をきたして発症する病気を理解するためには，DNA 修復とそれに関係する細胞機能全体をより広い視点で眺めることが必要である．このような現象は包括して，DNA 損傷応答とよばれる．この言葉の意味するところは，細胞死と細胞生存という 2 つの結果はもちろんのこと，これら以外の細胞の応答する現象も，細胞内の働きによって整然と対応されていることである．それでは，DNA 損傷応答の結果，細胞レベルではどのような結果がもたらされるのであろうか．細胞死と細胞生存

の中間に位置する状況を最も簡単に言い表すならば，「細胞増殖の停止」である．しかし，この意味するところはきわめて深く，一時的な停止，しばらくは同じ状況で休む停止，老化に関係する停止，将来の発がんにかかわる準備など，多種多様である．

では，ひとつのDNA損傷を入口として，なぜ出口が多様化するのだろうか．これを理解するためには，DNA損傷応答が，生体を構成する高分子である蛋白質によって担われていることを知る必要がある．さらには，これらの蛋白質同士が連携するために特別な化学反応があることも重要である．このような反応によって蛋白質同士が相互に関係することは，情報伝達あるいはシグナル伝達とよばれている．

DNA損傷応答において役割を果たす蛋白質は，今も発見が続出しているために，その全体の姿を見ることはまだ難しいが，基本となるものについては，その名前と働きについて理解することが必要な時代が到来している．

放射線によってDNA鎖が切断された場合，図3-8に示すように，きわめて短時間の間に多くの蛋白質が，切断された部位に集まってくる．つまり，DNAと蛋白質との相互作用は，損傷が発生することによって開始されるのである．DNA損傷応答では，この過程は，DNA損傷の感知として知られている．

放射線によってDNAが切断されたことが複数の蛋白質によっていったん感知されると，次はその情報を続々と細胞内で伝達することによって，最終的にそれを修復するのか，あるいは細胞死に導くのかを決める必要がある．このような細胞内での情報伝達の方法は複数知られているが，その基本は図3-9に示すように，蛋白質を化学的に変化させることである．代表的なものとしては，リン酸化とユビキチン化が知られている．リン酸化は，単純な化学式で示されるリン酸基が，蛋

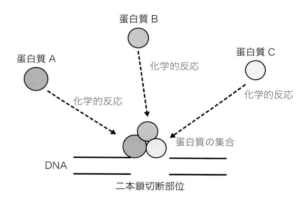

[図3-8] DNA切断時の蛋白質の集合
DNAが切断されると，速やかに多くの蛋白質が切断部位に集合する．

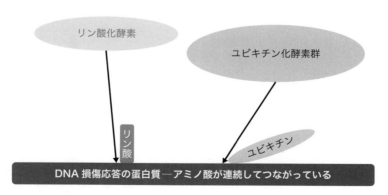

[図3-9] DNA損傷応答における蛋白質による情報伝達の方法
DNA損傷応答の働きをする蛋白質は，リン酸化やユビキチン化されることによって機能が高まり，他の蛋白質と情報伝達ができるようになる．

白質の特定のアミノ酸部位に付加される反応である．それに対して，ユビキチン化は規模がより大きな反応であり，多数のアミノ酸のつながりによって構成されるユビキチンとよばれる分子が，蛋白質の特定のアミノ酸部位に結合されるものである．

[2] DNA 損傷応答の具体例

　ここで最も代表的な DNA 損傷応答の具体例を図 3-10 で紹介する．DNA 切断を感知して情報伝達の出発点に存在する蛋白質の代表は，ATM とよばれる分子である．この蛋白質をコードする遺伝子は，放射線に著しく感受性が高い遺伝性疾患の毛細血管拡張性運動失調症（ataxia telangiectasia：AT）に関連し，変異を起こすことによってこの疾患の発症原因となる．したがってこの疾患では，DNA 損傷応答が働かないために，DNA 切断が処理できずに細胞機能は大きな異常をきたすことになる．この ATM は DNA 切断部位に速やかに集合し，その場所には他の蛋白質も集まってきて，以後の反応がスムーズに行われるように協力する．このような状況で，DNA 切断が感知されると，ATM は他の蛋白質をリン酸化する働きをもっているために，次々とその反応を進める．ここで，その対象となる蛋白質のひとつに，代表的ながん抑制遺伝子 p53 がコードする蛋白質が存在する．この p53 はリン酸化されることによって，いろいろな役割を果たすことができる形に変化するが，これは活性化とよばれる．この活性化 p53 が，DNA 修復やアポトーシスを中心とする DNA 損傷応答を誘導する．

[3] 塩基損傷の修復

　DNA 損傷応答による情報伝達の結果として，細胞は DNA 修復を行うが，放射線誘発 DNA 損傷の種類は多く，ここでは代表的な修復原理を説明する．

　放射線による DNA 損傷のなかで高頻度に起こる塩基損傷に対しては，塩基除去修復とよばれる仕組みが働く．その概略は図 3-11 に示すように，まずは傷ついた塩基を除去し，次にその周辺の正常な DNA 構造の一部を，その後の修復がしやすくなるように，切除す

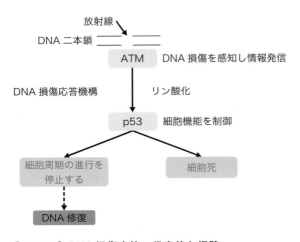

[図 3-10] DNA 損傷応答の代表的な経路
ATM が DNA 損傷を感知した情報をリン酸化によって p53 に伝え，その結果として DNA 修復や細胞死が誘導される．

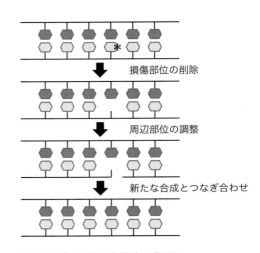

[図 3-11] 塩基除去修復の概要
塩基のレベルでの損傷が発生した場合の大まかな修復の過程を示す．

る．最後に，空白となった部位に塩基を新しく埋め込んでこれらを結合する．このような過程は他の塩基異常の修復経路でも共通している．紫外線によって発生する塩基損傷を修復するヌクレオチド修復や，DNA 複製の際に確率的に発生する間違った塩基取り込みを修復するミスマッチ修復では，必要とされる蛋白質は大きく異なるものの，損傷部位を除去して新しく合成するという意味では共通点がみられる．

[4] DNA 鎖切断の修復

　DNA 損傷として塩基損傷よりも重大な異常をもたらしうる DNA 鎖切断については，複雑な修復の仕組みが複数知られている．これらすべてを理解する必要はないが，以前から知られている 2 つの経路（図3-12）は，基本となり重要である．ひとつは，非相同末端結合とよばれる働きで，DNA 切断端を単純に加工してつなぎ合わせるものであり，わずかな断端部の塩基は失われる可能性が高い．そのため，切れた DNA 鎖が回復する点では修復といえるが，完全に元の形に戻る保証はない．これに対して相同組換えは，修復の鋳型となる DNA 配列が近くに存在するときのみに働くもので，この DNA 配列との組換え反応を起こすことによって修復するため，元の形に完全に戻ることが期待できる．この修復は，DNA が正しく複製された場合に，2 つの同じ DNA が近接して存在することを利用して組換えを起こす．

　相同組換えは，近年のがん治療の分野では

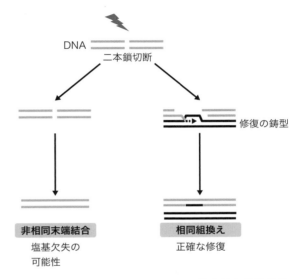

[図 3-12] DNA 二本鎖切断に対する代表的な修復経路
同じ DNA 損傷に対して 2 つの異なる修復経路が存在し，その結果も異なる．

頻繁に用いられる用語である．それは，遺伝性乳がん・卵巣がんの原因となる BRCA1 と BRCA2 の変異が，相同組換えの働きを低下させるからである．これらの蛋白質には相同組換えの中心的役割を果たす Rad51 を DNA 切断部位に運び込む働きがあり，変異することで相同組換えによる DNA 修復が不可能になる．この原理を応用して，これらのがんでは PARP 阻害薬とよばれる分子標的薬が使われるようになり，DNA 修復を標的とした初めての治療として注目されている [2].

5 | 放射線照射細胞の回復過程

　放射線を照射してから細胞の生死が最終的に決まるまでには，ある程度の時間を要する．その理由は，これまでに説明したように，放射線の直接的な標的が DNA であったとしても，そこで損傷が生じた後に細胞は複雑な DNA 損傷応答の反応を開始するからである．その反応が進行している最中に，細胞が外からストレスを受けることがあれば，その影響もあわせて考える必要がある．また，生体の機能は，この段階になると一つひとつの細胞レベルではなく，細胞の集団とその周辺の微小環境までを含めて考える必要がある．

　以前から，放射線照射細胞で潜在的に細胞死に至るものや，致死的な損傷を受けたものでも，環境によっては生存の方向へ回復する現象があるのはなぜであるのかが盛んに議論されていた．この議論がなぜ重要であるのかは，がんに対する放射線治療のスケジュールをみれば理解できるだろう．高線量の照射 1 回だけで治療を終了することは通常は難しく，少なめの線量を何回にも分けて照射することが標準的な治療である．これは，がん細胞を放射線によってなるべく死滅させたい一方，周辺の正常細胞への放射線による障害をなるべく減らす必要があるからである．このように，放射線照射ではがん細胞と正常細胞という 2 つの異なる対象が生じるために，細胞生死を最適なバランスにすることが治療にとって重要である．このような細胞運命を決める要因に照射後の回復過程があり，その実体がより詳しくわかれば，より精緻な放射線治療が可能になる．

　これまでに説明した DNA 損傷応答は，その理解を深めるために多くの情報を与えるものと期待されているが，これ以外にも多くの要因があるため，それらを次項から順次説明する．

6 | 放射線照射方法の放射線感受性への影響

　放射線感受性は，がん治療においては，細胞死がどの程度起こるかで評価することができ，高感受性であれば細胞死は増加し，低感受性であれば細胞生存のほうが増加する．放射線感受性を修飾する要因には多くの種類があり，放射線を照射する側からの要因，放射線を照射される側からの要因，放射線を照射される環境の要因に大別される．このなかで，現在の医療で人為的にコントロールできるのは，放射線を照射する側からの要因である．そのため，照射をする前に，どのような感受性が治療上必要とされるかを検討する必要がある．

　放射線を照射する場合，最初に決める必要があるのは，総線量，分割回数，線量率である．総線量については図 3-5 で示したように，線量の増加にしたがって細胞生存率は低下

する．この図のパターンを基本として，分割照射と線量率がどのように影響を与えるのかを理解することが重要である．分割照射では，総線量を変えずに分割の回数を増加させると，1回あたりの線量は少なくなるため，1回あたりの照射で生存する細胞は多くなる．この照射を繰り返すと，最終的には1回ですべて照射する場合と比べて細胞生存率は高くなる．

　線量率は，時間あたりの線量を表し，一般的には，低くなれば放射線の影響は少なくなるが，がん細胞の制御と線量率の関係は，細胞の種類や置かれた状況によって大きく異なる．その理由として，線量率が低い場合には，DNA損傷応答を含めて，照射される細胞側の放射線感受性に影響を及ぼす要因が，ダイナミックに変化する可能性が高いことが関係していると考えられる．

---

7 | 放射線の線質の違いによる効果への影響

　放射線の種類は変えずに，その照射方法を変えた場合の細胞への効果の違いをこれまで説明してきたが，がん治療に用いることができる放射線の種類は多様化している．そのため，以前はX線やγ線の理解だけで医療を行うことができたが，今後は多様化している放射線の種類のなかで，治療の目的達成のために最適なものがどれなのかを知る必要がある．この場合に，放射線の種類を線質というキーワードで理解することが適切である．

1）線エネルギー付与（LET）

　放射線の線質を表す指標として，線エネルギー付与（linear energy transfer：LET）とよばれるものが用いられている．定義は，放射線が物質のなかで$1\mu m$あたりに与えるエネルギーであり，単位は$keV/\mu m$である．多くの種類が存在する放射線は，このLETが低いか高いかによって低LET放射線と高LET放射線に分類される．X線，γ線，β線，電子線，陽子線が低LET放射線で，α線，中性子線，重イオン線が高LET放射線である．

2）生物学的効果比（RBE）

　LETが物理学的な指標である一方で，生物学的作用を異なる放射線同士で比較するために，生物学的効果比（relative biological effectiveness：RBE）とよばれる指標も用いられる．その定義は，同じ効果をもたらすために必要な吸収線量について，分子にX線のような標準となる放射線を，分母に対象となる放射線をもってきて，比を計算するものであ

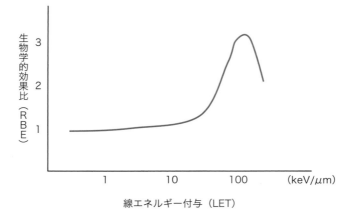

[図3-13] 放射線の線質を表す2つの指標の関係
放射線の物理学的作用の指標となる線エネルギー付与（LET）が高くなると，
生物学的作用（RBE）も強くなる傾向がみられる．

る．したがって，ある放射線を標準的に用いられるX線と比較した場合に，生物学的作用が強ければRBEは1よりも大きくなる．

3) LETとRBEの関係

このように，物理学的指標のLETと生物学的作用の比であるRBEが，異なる放射線の線質の比較に用いられ，両者の関係は図3-13に示される．LETが100 keV/μmまではLETが高くなるとRBEも高くなる傾向があるが，それ以上で低下する理由は確立していない．

8 | 細胞周期の放射線感受性への影響

1) 細胞周期とは

放射線感受性に影響を及ぼす細胞側の要因としては，DNA損傷応答に関係する働きの役割が大きいが，それと密接に結びつくものとして細胞周期がある．細胞周期とは，細胞がおかれた状況について，細胞が分裂増殖する観点から分類したもので，DNAが複製する合成期をS期，細胞が分裂する分裂期をM期として，これらの間に存在する時期を間期としてG$_1$期とG$_2$期が存在する．さらにこれらの周期から抜け出て休止している時期を休止期としてG$_0$期とよばれている．図3-14に示すように，これらは完全に独立したものではなく，順序性があって周期を繰り返すことから，細胞周期の回転ともよばれる．放射線の感受性は，G$_1$期の後半とM期で高い．

2) DNA損傷とチェックポイント

DNA損傷応答は，細胞周期と密接に関係している．その理由は，各期においてDNA

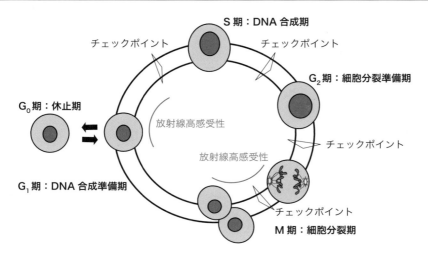

[図 3-14] 細胞周期
細胞周期の各期における役割とチェックポイントの存在を示す．放射線への感受性が高い細胞周期は，G1 期後半と M 期である．

損傷が適切に処理されないと，チェックポイントとよばれる働きによって，次の周期に進むことができないからであり，この状態は細胞周期停止とよばれる．チェックポイントは細胞周期ごとに存在して，それを担う蛋白質も異なる．チェックポイントの機能レベルが低下すると，放射線照射後に処理すべき DNA 損傷が処理されずに，細胞周期が進行してしまう．そのため，DNA 異常を有する異常な細胞が生まれる可能性と，DNA 損傷が致死的となって細胞死をきたす可能性が生じる．このように，チェックポイントは細胞の運命を決定するきわめて重要な働きをもっている．このチェックポイントのレベルは，各チェックポイントを構成する蛋白質の働きによって大きく変化する．その代表は p53 であり，G1 期から S 期に進むところのチェックポイントに最も大きな働きを有している．

9 │ 酸素環境の放射線感受性への影響

　これまでの放射線感受性に関する説明は，細胞レベルであったが，がん治療においては，がん組織の視点が必要である．その場合には，個々の細胞が存在する環境，すなわち微小環境が異なることに注目する必要がある．微小環境を構成する数多くの要因のなかで，放射線感受性に最も大きな影響を及ぼすものが，酸素環境である．

　がん組織が代謝活動を行って生存していくためには，血管内に流れる赤血球によって供給される酸素が必要となる．そのため，血管と細胞との距離によって細胞内に供給される酸素の量は大きく異なる．図 3-15 に示すように，血管の近くに存在する組織には酸素が十分に供給されるのに対して，血管から遠ざかると供給量は減る．また，がん組織中に存在する血管は，正常組織の血管と比べると脆い部分もあるために，治療の影響などによって，容易に閉塞しうる．その場合には，これまで供給されていた酸素が急に供給されずに，その周囲の組織は低酸素状態に陥る．

　低酸素環境においては，低酸素誘導性転写因子（hypoxia-inducible factor 1：HIF-1）とよばれる蛋白質が活性化される．放射線に対しての抵抗性を誘導し，正常の酸素環境よ

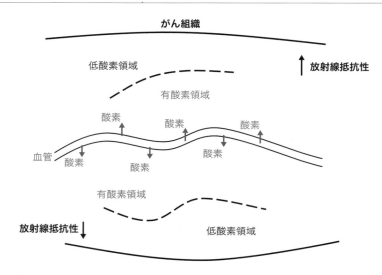

[図 3-15] がん組織における酸素環境
酸素を供給する血管から遠くに離れるほど，低酸素領域になり放射線抵抗性である．

りも放射線によって細胞死が起こる割合が減少するために，がん治療の有効性を高めるための大きな課題となっている[4]．

Column

照射部位の周囲にも放射線の影響がみられる？

放射線が直接照射された細胞にみられる影響と同様のものが，周辺の細胞にもみられることが知られている．この現象はバイスタンダー効果とよばれるもので，放射線が直接の標的とする照射細胞の DNA の変化に応じて，照射細胞から産生される物質や，細胞同士の相互作用などによって誘発されるものと考えられている．なお，がんの放射線治療においては，照射部位から離れた場所に存在する転移が縮小する現象も観察されることがあり，これはアブスコパル効果とよばれている．

本章のまとめ

◉放射線によって**細胞死**が起こることが，放射線の細胞への影響として重要である．

◉放射線によって**細胞死を免れた場合**に，長い期間を経て**晩発影響**が起こる．

◉放射線の**ベネフィットとリスク**は，**正常細胞とがん細胞では大きく異なる**．

◉**放射線による細胞死**の特徴として，プログラム化された死である**アポトーシス**がある．

◉**DNA** は，**放射線による細胞死を誘導**する際の最も重要な標的となる．

◉**細胞生存率**を測定することが，放射線の**細胞死を評価**する基本である．

◉放射線による DNA 損傷は，**塩基レベルの損傷**と **DNA 鎖の切断**に大別される．

◉**DNA 損傷応答**は，**細胞死の誘導**から**細胞周期制御**や **DNA 修復**を含む働きである．

◉DNA 損傷応答は，**蛋白質同士の情報伝達**によって遂行される．

◉DNA 損傷応答にかかわる**蛋白質の機能低下**は，**放射線感受性**に大きな影響を及ぼす．

◉**放射線照射後**の時間経過において，<u>**細胞生死の運命は多くの要因によって影響を受ける**</u>．

◉**分割照射**と**線量率**は，**がんの放射線治療を<u>最適化</u>**するための重要な要素である．

◉異なった**放射線の種類を<u>比較</u>**するために，**線エネルギー付与**と**生物学的効果比**が用いられる．

◉**細胞周期**によって，**<u>放射線感受性</u>**は大きく異なる．

◉**酸素環境**は，**<u>放射線感受性</u>**に大きな影響を及ぼす．

文献

1) Tigano M, Vargas DC, et al (2021)：Nuclear sensing of breaks in mitochondrial DNA enhances immune surveillance. Nature, 591：477-481.
2) Hosoya N, Miyagawa K (2014)：Targeting DNA damage response in cancer therapy. Cancer Sci, 105：370-388.
3) Hosoya N, Miyagawa K (2021)：Implications of the germline variants of DNA damage response genes detected by cancer precision medicine for radiological risk communication and cancer therapy decisions. J Radiat Res, 62 (Supplement_1)：i44-i52.
4) Koyasu S, Kobayashi M, et al (2018)：Regulatory mechanisms of hypoxia-inducible factor 1 activity：Two decades of knowledge. Cancer Sci, 109：560-571.

第4章 放射線の人体・健康への影響

この章のねらい（到達目標）

1 放射線の早期影響および晩発影響を説明できる.
2 放射線の水晶体への影響を説明できる.
3 放射線の造血系への影響を説明できる.
4 放射線の皮膚への影響を説明できる.
5 放射線の消化管への影響を説明できる.
6 放射線の中枢神経系への影響を説明できる.
7 放射線の生殖器への影響を説明できる.
8 放射線の妊婦や胎児への影響を説明できる.
9 放射線突然変異（遺伝的影響）を説明できる.
10 放射線発がんを説明できる.

　放射線を用いた画像診断法や放射線治療の進歩は著しく，もはや放射線診療がなければ医療は成り立たないといっても過言ではない．一方，放射線は生物学的影響を有するため，侵襲性を伴う医療行為であるということも認識しておかねばならない．患者や医療従事者が安心して画像検査や治療を実施するにあたり，看護師は放射線の人体・健康へ与える影響を理解し，安全に利用するための基礎知識を学ぶ必要がある．

1 │ 放射線の人体への影響

　放射線被ばくの人体への影響は，図4-1のように分類される．まず，放射線を受けた個人の身体への影響（身体的影響）と，その子孫に起こる影響（遺伝的影響）に大別される．さらに，放射線の影響の出現の仕方により，確定的影響（組織反応）と確率的影響に分類される．

1）発症時期による分類

　障害の発症時期により，身体的影響は早期影響（急性障害）と晩発影響（晩期障害）に分類される．早期影響は放射線の被ばく後，数週間以内に症状が出現する障害のことである．代表的な症状には，皮膚炎・脱毛，粘膜炎，放射線宿酔などがある．晩発影響は放射線の被ばく後，数カ月以降に症状が出現する障害のことである．早期影響を起こした細胞への影響が長引くことによって晩発影響が出現するのではなく，別の細胞への影響が被ば

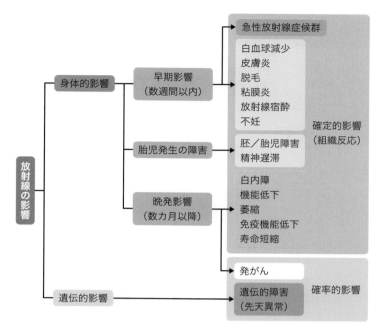

[図 4-1] 放射線被ばくの人体への影響

く後数カ月以降に出現してきたものと考えられている（第 3 章参照）. 白内障, 白血病, 小児の成長障害などが代表的な晩発影響である.

2) 急性放射線症候群

一度に大量の放射線被ばくが全身または比較的広範囲に生じた場合, 皮膚障害, 骨髄障害, 消化管障害, 中枢神経障害などの放射線による確定的影響が, 被ばく線量に応じて発現する. これらを総称して急性放射線症候群（acute radiation syndrome：ARS）とよぶ.

急性放射線症候群の病期は, 前駆期, 潜伏期, 発症期の経過をたどり, 回復または死亡に至る. 前駆期は, 嘔気・嘔吐, 下痢, 頭痛, 意識障害, 発熱などの前駆症状とよばれる症状が, 被ばく後 48 時間以内に認められる. 潜伏期は, 放射線感受性が高い組織の細胞死に伴う細胞欠落症状が発現するまでの, 比較的無症状の期間のことであり, 被ばく線量が高いほど潜伏期は短くなる. 発症期は, 線量に応じて種々の症候群が発症する時期のことである. 症状の発症時期・重篤度・発現頻度は線量に依存し, 線量が大きいほど, 早期に発症し, 重篤度は上がり, 発現頻度は高くなる（表 4-1）.

0.5 Gy 程度の被ばくでは, 末梢血中のリンパ球数の減少および染色体異常が起こり, 1～2 Gy では悪心, 嘔吐などの症状が出現する. 一般的に 1.5 Gy 以下の線量での早期死亡はない. 3～10 Gy 程度の被ばくでは, 骨髄幹細胞の死滅による汎血球減少が生じ, その結果として感染や出血により約 20～30 日以内に死亡する（骨髄死）. 1 カ月以内に 50%の人が放射線被ばくによって死亡する可能性がある線量は 4 Gy とされている. 8 Gy 程度の被ばくでは, 小腸幹細胞（陰窩細胞）の死滅により小腸粘膜が広範に失われ, 体液喪失

症状		軽症 (1〜2 Gy)	中等症 (2〜4 Gy)	重症 (4〜6 Gy)	重篤 (6〜8 Gy)	致死的 (＞8 Gy)
嘔吐						
	発症	＞2 時間	1〜2 時間	＜1 時間	＜30 分	＜10 分
	頻度	10〜50%	70〜90%	100%	100%	100%
下痢		なし	なし	軽度	重度	重度
	発症			3〜8 時間	1〜3 時間	1 時間以内
	頻度			＜10%	＞10%	100%
頭痛		なし	軽度	中等度	重度	重度
	発症			4〜24 時間	3〜4 時間	1〜2 時間
	頻度			50%	80%	80〜90%
意識		正常	正常	軽度異常	混濁	意識消失
	発症					数秒/数分
	頻度					100%（＞50 Gy）
体温		正常	微熱	発熱	高熱	高熱
	発症		1〜3 時間	1〜2 時間	＜1 時間	＜1 時間
	頻度		10〜80%	80〜100%	100%	100%

[表 4-1] 急性放射線症候群の前駆症状と被ばく線量

(IAEA（1998）：Diagnosis and Treatment of Radiation Injuries. Safety Reports Series No.2, p16.)

被ばく線量	障害様式	死亡時期	死因
数十 Gy〜	中枢神経死	被ばく後 1〜2 日	頭蓋内圧亢進 脳ヘルニア
8 Gy〜	腸管死	被ばく後 8〜14 日	体液喪失 消化管感染 消化管出血
3〜10 Gy	骨髄死	被ばく後 20〜30 日	感染症 出血

[表 4-2] 放射線による急性死

や消化管感染，消化管出血を生じて約 8〜14 日以内に死亡する（腸管死）．数十 Gy 以上の被ばくを受けると，被ばく直後から脳血管の透過性が亢進し，頭蓋内圧亢進や脳ヘルニアを生じて，痙攣・昏睡などの中枢神経症状が出現し約 2 日以内に死亡する（中枢神経死）（表 4-2）．

2 | 代表的臓器の放射線障害

1）水晶体への影響 [2]

水晶体への放射線被ばくによって，白内障が誘発されることが知られている．放射線性白内障の発生機序は，放射線が水晶体上皮細胞の異常分化を誘発し，異形成の線維性細胞を生み，微小混濁を形成するためとされている．従来はこの微小混濁が必ずしも視力低下を伴う白内障にまで進行するとは考えられていなかったが，近年の原爆被爆者やチョルノービリ（チェルノブイリ）原発事故清掃員疫学調査結果などから，微小混濁が視力障害を伴う白内障へと進行する可能性があることが示された．国際放射線防護委員会（International Commission on Radiological Protection：ICRP）は，水晶体の被ばくに対する線量限度の引き下げと最適な防護の必要性を勧告した．わが国でも，従来は水晶体の被ばく線量限度（等価線量限度）は年間 150 mSv であったが，2021 年 4 月より職業被ばくの水晶体の被ばく線量限度（等価線量限度）を「5 年間で 100 mSv かつ 1 年間で最大 50 mSv」とする法令改正を行い，被ばく線量の適切な測定や，より厳重な管理および防護が求められるようになっている．

2）造血系への影響

　骨髄は放射線感受性が高く，早期影響が生じる代表的な臓器である．造血機能を有する赤色骨髄に大量の放射線を照射すると，造血機能が障害される．赤色骨髄は，子どもでは全身の骨に分布しているが，成人では胸骨，大腿骨，骨盤などの躯幹骨に分布し，四肢末梢骨には赤色骨髄はほとんど存在しなくなる．リンパ球は放射線感受性が高く，0.5 Gy 程度の放射線照射からリンパ球の減少が検出される．1 Gy 以上の全身被ばくで白血球が減少し，3 Gy 以上では血小板が減少する．その結果，白血球減少による免疫不全症および易感染性，血小板減少による出血傾向を生じる．赤血球の減少は他の血球と比較して緩やかであるが，減少すれば貧血となる．これらの造血系への影響は，末梢血検査の結果を追跡することで容易に把握できる．

3）皮膚への影響

　皮膚に放射線を照射すると早期影響が現れることがある．皮膚障害は，しきい線量を超えると発現し，重症度は照射された放射線量に依存し，放射線の種類，エネルギー，部位，面積によっても異なる．また，症状の発現までには潜伏期間があることに留意しなければならない（表 4-3）．2 Gy 以上の線量で比較的広く被ばくした場合，数時間後に一時的な初期紅斑が見られる．これは血管透過性の変化に関係する．さらに被ばく線量の増加に応じて，脱毛，乾性落屑，湿性落屑，皮膚壊死，潰瘍などさまざまな皮膚障害が起こる．晩発影響には皮膚がんの発生などがある．

4）消化管への影響

　消化器系臓器のうち，放射線感受性が高いものは小腸，大腸，胃などの消化管粘膜であり，そのなかでも小腸粘膜が最も放射線感受性が高い．放射線による早期影響は腸管蠕動障害や下痢，嘔吐などで，晩発影響では狭窄や腸管壊死などが生じる．
　消化管障害の発生機序は放射線による粘膜上皮細胞の再生障害である．小腸の粘膜上皮細胞に分化する幹細胞は，腸腺窩の基底部にあり陰窩細胞とよばれる．10～15 Gy の被ばくを受けた場合，この陰窩細胞の分化が停止して腸粘膜上皮細胞の退縮・欠損が起こり，バリア機能が低下する．再生が回復しなければ，粘膜上皮の剥離，萎縮や潰瘍が生じて，体液や電解質の喪失，腸内細菌の侵入によって下痢や敗血症などの症状が起こる．

症状	しきい線量 (Gy)	発現までの時間
一時的な初期紅斑	2	2〜24 時間
おもな紅斑反応	6	約 1.5 週
一時的な脱毛	3	約 3 週
永久脱毛	7	約 3 週
乾性落屑	14	約 4〜6 週
湿性落屑	18	約 4 週
続発性潰瘍形成	24	6 週以降
晩発性紅斑	15	8〜10 週
虚血性皮膚壊死	18	10 週以降
皮膚萎縮	10	52 週以降
毛細血管拡張	10	52 週以降
皮膚壊死（晩期）	>15	52 週以降

[表 4-3] 皮膚障害におけるしきい線量と発現までの時間

（日本アイソトープ協会 ICRP 勧告翻訳検討委員会（2017）：ICRP publication 118　組織反応に関する ICRP 声明/正常な組織・臓器における放射線の早期影響と晩発影響—放射線防護の視点から見た組織反応のしきい線量—.　p85.）

5）中枢神経系への影響

中枢神経系は晩発影響の代表的な臓器である．一般的に，成人における中枢神経系については細胞分裂が不活発のため放射線感受性は低いとされる．放射線感受性は，脊髄，橋延髄，小脳，大脳の順に高く，中枢神経系では脊髄がもっとも障害を受けやすい．障害の発生機序としては，放射線による血管障害を原因とすることが多い．脳血管や脊髄には細い血管が多く，被ばくによって血管内皮細胞が障害を受けると比較的細い血管が閉塞するため障害が生じる．脊髄では晩期に発症する放射線脊髄炎が重要である．

6）生殖器への影響と不妊

生殖器官（男性は精巣，女性は卵巣）への放射線被ばくによる不妊には，一時不妊と永久不妊の 2 種類がある．両者とも急性被ばく（一度または短期間で被ばくすること）と慢性被ばく（長期間にわたり少量ずつ被ばくすること）のいずれでも生じる可能性がある．急性被ばくによる一時不妊は，男性は女性に比べて少ない線量で生じるが，慢性被ばくによる永久不妊は，女性は男性に比べて比較的少ない線量でも発生するという特徴がある（表 4-4）．

男性では精子のもととなる精原細胞が，0.15 Gy 程度の被ばくによって細胞分裂を停止して精子減少症をきたし，一時不妊となる．女性では卵巣の卵原細胞から二次卵母細胞または卵胞細胞が 1.5 Gy 程度の被ばくを受けることによって一時的に無月経をきたし，一時不妊となる．また，一時不妊の期間について，女性は 1.0 Gy 未満では一過性の受精能の低下を認めるのみであるが，2.0 Gy 程度の被ばくでは 1〜2 年間の不妊状態が生じるとされる．男性は，少ない線量であれば 1 年半程度であるが，3.0 Gy 程度の被ばくでは 3 年

	不妊の種類	1 回急性被ばく	慢性被ばく
男性	一時不妊	0.15 Gy	0.4 Gy/年
	永久不妊	3.5〜6 Gy	2.0 Gy/年
女性	一時不妊	0.65〜1.5 Gy	
	永久不妊	2.5〜6 Gy	0.2 Gy/年

[表 4-4] 放射線被ばくによる不妊

程度の一時不妊となる．永久不妊は，女性では 2.5 Gy，男性では 3.5 Gy を超える被ばくによって引き起こされる[4]．

3 │ 妊婦と胎児への影響

胚/胎児に対する放射線の影響は，胎児が被ばくした時期（妊娠週数）によって 3 つに分類される．受胎〜受胎後約 8 日の着床前期，受胎後約 9 日〜第 8 週の器官形成期，受胎後約第 8 週〜25 週の胎児期である．

着床前期に，妊婦が大量の放射線被ばくを受けた場合は，胚死亡を生じる．臨床的には母体は無症状，もしくは月経周期が 1 回抜ける程度であり，気づかれないことがほとんどである．器官形成期の放射線障害は児の奇形を生じ，とくに中枢神経や骨の奇形が多くみられる．胎児期の障害は，受胎後約第 8 週〜25 週（とくに受胎後約第 8 週〜15 週）までの中枢神経の重要な発達にかかわる脳の感受性が高いため，その時期に妊婦が放射線の大量被ばくをした場合は精神発達遅滞を生じ，発育遅延が起こる可能性もある．

胚死亡，奇形，精神発達遅滞はいずれもしきい線量が存在し，このしきい線量を超えなければ影響は出現しない（確定的影響）．ICRP はこれらのしきい線量を 100 mGy（0.1 Gy）としている（表 4-5）．ICRP の 2007 年勧告では，電離放射線を用いるすべての手法に先立って女性患者の妊娠の有無をあらかじめ確認すること，放射線診断検査が医学的に適応とされる場合はほとんどの例で検査をしないことによる母親の不利益が胚/胎児の受ける被ばくの不利益を上回ること，患者は被ばくの潜在的な不利益を知る権利があること，胚/胎児の被ばく量が 100 mGy を超えないときは放射線被ばくを理由に妊娠中絶をしてはならないこと，とされている[5]．

現在の放射線検査機器では 1 回の検査でしきい線量を超えることはほとんどない．表 4-6 に示すように，妊婦に対する通常の放射線検査では，胎児の被ばくはしきい線量以下

時期	胎齢	影響	しきい線量 (mGy)
着床前期	受胎後〜約 8 日	**胚死亡**	100
器官形成期	受胎後約 9 日〜第 8 週	**奇形**	100
胎児期	受胎後約第 8〜25 週	**精神発達遅滞**	100〜200

＊胎児は「標準人」ではないので Sv は用いない．
＊表に記載された線量以下で放射線の影響は証明されていない．

[表 4-5] 妊娠期間と放射線の胎児への影響としきい値

検査		平均線量 (mGy)	最大線量 (mGy)
単純X線検査	頭蓋骨	<0.01	<0.01
	胸部	<0.01	<0.01
	腹部	1.4	4.2
	骨盤	1.1	4.0
X線透視	胃	1.1	5.8
	注腸	6.8	24
CT	頭部	<0.005	<0.005
	胸部	0.06	0.96
	腹部	8.0	49
	骨盤	25	79

[表 4-6] 妊婦の放射線検査と胎児線量
（日本アイソトープ協会 ICRP 勧告翻訳検討委員会 (2002)：ICRP publication 84　妊娠と医療放射線，pp10-16. https://www.icrp.org/docs/P84_Japanese.pdf）

公衆被ばく	
実効線量	1 mSv/1 年間 （自然放射線 2.1 mSv）
水晶体 （等価線量）	15 mSv/1 年間
皮膚 （等価線量）	50 mSv/1 年間

職業被ばく	
実効線量	100 mSv/5 年間 50 mSv/1 年間
水晶体 （等価線量）	100 mSv/5 年間 50 mSv/1 年間
皮膚 （等価線量）	500 mSv/1 年間
妊娠可能な女子の腹部	5 mSv/3 カ月間
妊娠中の女子の腹部表面	2 mSv （内部被ばく 1 mSv）

医療被ばく
線量限度は定められていない

[表 4-7] 線量限度

妊娠した放射線従事者の管理　Column

　職業被ばくで，妊娠可能な女性に対して特別な線量限度が設定されているのは，妊娠時における胚/胎児への影響の可能性を考慮しているためである．妊娠がわかった時は職場の所属部署の長に申告し，管理者に報告しなければならない．妊娠した放射線従事者の職業被ばくに対する線量限度は，妊娠の事実を事業者に申告してから出産までの期間について，実効線量 1 mSv 以下，腹部表面で計測した等価線量 2 mSv 以下となるように管理される必要がある．これは胚/胎児の被ばくを公衆被ばくと考え，出産までの間に公衆の被ばく線量限度 1 mSv 以下の被ばくになるように規制した結果である（表4-7）．

で実施できる．発がんリスクについても，胎児の被ばくが 100 mGy 以下では，小児がんリスクの有意な増加はないとされている．

4 ｜ 放射線による遺伝的影響

　放射線による遺伝的影響とは，妊娠していない期間に放射線被ばくを受け，その後に妊娠して生まれた子どもに起こる遺伝的な影響のことである．注意すべき点は，妊娠中の母体が被ばくした場合に出現する胎児奇形などは，胎児そのものの被ばくであるため，遺伝的影響とは異なるという点である．

　ただし，原爆被爆者の遺伝的影響に関する疫学調査が行われたが，ヒトでは両親の放射線被ばくが子孫の遺伝病を増加させるというエビデンスはなく，遺伝的影響は確認されていない．ICRP では，1 Gy あたりの遺伝的影響のリスクは 0.2％ と推定している．原子放射線の影響に関する国連科学委員会（United Nations Scientific Committee on the Effects of Atomic Radiation：UNSCEAR）は，自然発生的な突然変異の発生率を 2 倍に上昇させる被ばく線量（倍加線量）をヒトでは約 1 Gy と推定している．

5 ｜ 放射線による発がん

放射線によって誘発されるがんは確率的影響のひとつであり，少ない線量であってもがんが発生する可能性があると考えられている．

広島・長崎の原爆被爆者を対象とした疫学的調査により，ヒトの悪性腫瘍発生リスクの増加が確認されている．原爆被爆後の発がんパターンは白血病と固形がんで異なる．白血病の発症は被ばく後 2～3 年から増加し，約 6～8 年で最大となり，その後は漸減することが報告されている．一方，固形がんの発症は約 10 年の潜伏期間を経て増加する[6,7]．

放射線被ばくに関連した健康影響の発生率が自然発生率に比べ，どのくらい過剰にあるかを示す指標を，過剰相対リスク（excess relative risk：ERR）という．発がんの ERR は被ばく線量，被ばく時の年齢，被ばく臓器などによって異なる．

診療で患者が受ける被ばくは医療被ばくであり線量限度は定められていないが，画像診断検査における低線量被ばくにも発がんのリスクがある．放射線診療では被ばくを伴う行為による利益が不利益を上回ることを保証する正当化が必須であり，発がんリスクを考慮して検査適応を検討しなければならない．

Column

低線量被ばくと発がん

低線量被ばくには，UNSCEAR の定める総被ばく線量が 200 mGy 未満という定義や，ICRP の定める 100 mGy 以下の被ばくという定義がある．

放射線防護において，確率的影響にはしきい線量はないと仮定されており，これに基づくと，どんなに低線量であっても，理論上は影響が発生する確率は 0 ではないことになる．被ばく線量と放射線誘発がんの関係は，一般的に 100 mSv を超えると直線的な関係にあると考えられているが，100 mSv 未満の低線量域では放射線被ばくによる確率的影響を疫学的・実験的に検出することは非常に困難であり，いまだ低線量被ばくの影響は十分にわかっていない．そのため，100 mSv 以下の低線量被ばくのリスクは，広島・長崎の被爆者集団の疫学調査から得られた線量データおよび動物実験データなどを基に 100 mSv 以上の結果から推測されている．ICRP は被ばく管理の観点から「しきい値は存在せず，低線量でも線量に比例したリスク（ERR）の増加がある（LNT 仮説）」と仮定して，低線量域の放射線影響を過小評価しないために放射線防護の基準を設けている．

なお，低線量被ばくによる母親から子どもへの遺伝的影響は，広島・長崎の被爆者集団の疫学調査でも報告されていない．

◉放射線障害は発症時期により，**早期影響**と**晩発影響**に分類される．一度に大量の放射線被ばくが全身または比較的広範囲に生じた場合，**急性放射線症候群**（ARS）とよばれる放射線による**確定的影響（組織反応）**が発現する．

◉放射線の被ばくによって**水晶体は混濁する**．職業被ばくにおいて**水晶体の等価線量限度**は「5年間で100 mSv かつ1年間で最大50 mSv」と改定された．

◉造血機能を有する**赤色骨髄**に大量の放射線を照射すると，リンパ球・白血球・血小板が減少し，**易感染性**や**出血傾向**を生じる．

◉**皮膚**に放射線を照射すると，被ばく線量の増加に応じて**紅斑，脱毛，乾性落屑，湿性落屑，皮膚壊死，潰瘍**などのさまざまな**皮膚障害**が生じ，晩発影響として**皮膚がん**の発生もある．

◉**消化管**に放射線を照射すると，消化管の粘膜上皮細胞の再生が障害され，**腸管蠕動障害や下痢，嘔吐**を生じ，晩発影響として**狭窄**や**腸管壊死**などが起きる．

◉**脳血管や脊髄**には細い血管が多いので，被ばくにより血管が閉塞し障害が生じる．脊髄では晩期に発症する**放射線脊髄炎**が重要である．

◉**生殖器官**への放射線被ばくによる不妊には，**一時不妊**と**永久不妊**の2つがある．

◉**胚/胎児**に対する放射線の影響は，**胚死亡，奇形，精神発達遅滞**があり，いずれも**確定的影響**である．

◉放射線による**突然変異（遺伝的影響）**は**確率的影響**のひとつであり，**妊娠していない期間**に放射線被ばくを受け，その後に妊娠して生まれた子どもに起こる影響のことである．

◉**放射線誘発がん**は**確率的影響**であり，少ない線量であってもがんが発生する可能性がある．患者の**医療被ばくに線量限度は定められていない**が，**発がんリスクを考慮して**検査適応を検討する必要がある．

文献
1) IAEA（1998）：Diagnosis and Treatment of Radiation Injuries. Safety Reports Series No.2, p16.
2) 日本医学放射線学会・他共同編集（2020）：医療スタッフの放射線安全に係るガイドライン～水晶体の被ばく管理を中心に～．p24，p32.
3) 日本アイソトープ協会 ICRP 勧告翻訳検討委員会（2017）：ICRP publication 118　組織反応に関する ICRP 声明/正常な組織・臓器における放射線の早期影響と晩発影響—放射線防護の視点から見た組織反応のしきい線量—，p85.
https://www.icrp.org/docs/P118_Japanese.pdf
4) 青木　学（2018）：第11章　放射線による障害と防護．「臨床放射線医学（系統看護学講座（別巻）」，第9版，福田国彦著者代表，医学書院，pp255-256.
5) 日本アイソトープ協会 ICRP 勧告翻訳検討委員会（2002）：ICRP publication 84　妊娠と医療放射線，pp10-16.
https://www.icrp.org/docs/P84_Japanese.pdf
6) Richardson D, Sugiyama H, et al（2009）：Ionizing Radiation and Leukemia Mortality among Japanese Atomic Bomb Survivors, 1950-2000. Radiat Res, 172：368-382.
7) Grant EJ, Brenner A, et al（2017）：Solid Cancer Incidence among the Life Span Study of Atomic Bomb Survivors：1958-2009. Radiat Res, 187：513-537.

第5章A 放射線の防護—知識編

この章のねらい（到達目標）

1　放射線被ばくの種類を説明できる.
2　放射線による人体影響の種類を説明できる.
3　放射線防護の考え方について説明できる.
4　環境中の放射線源からの被ばく線量を説明できる.
5　医療放射線による被ばくを説明できる.

1 | 放射線被ばくの種類

　人体が放射線に曝されることを放射線被ばくという．放射線被ばくの形態は，放射線の発生源（放射性物質，X線発生装置など）と人体の位置的な関係によって「外部被ばく」と「内部被ばく」に区分されている（図5A-1）．人体の外側にある放射線の発生源から放出される放射線に被ばくすることを「外部被ばく」，人体内に取り込まれた放射性物質から放出される放射線に被ばくすることを「内部被ばく」という．

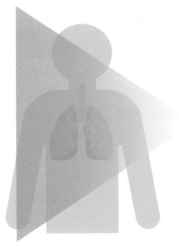

体外にある放射線源からの被ばく
外部被ばく

放射線源

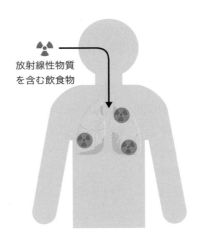

放射線性物質
を含む飲食物

体内に取り込まれた放射線源からの被ばく
内部被ばく

[図5A-1] 被ばくの種類

1) 外部被ばくの原因

　外部被ばくは，自然放射線（大地に含まれる天然放射性物質からの γ 線や宇宙から地球上に降り注いでいる宇宙線），医療の領域では放射線診断（X 線撮影，X 線 CT など）や外部照射（SRT，IMRT，陽子線/重粒子線治療，IVR など）によって生じる．透過力の小さい α 線やエネルギーの低い β 線は身体の内部まで影響を及ぼすことがないため，外部被ばくの問題は生じない．透過力が大きい γ 線，X 線などが外部被ばくに関係する．

2) 内部被ばくの経路

　内部被ばくは，放射性物質が飲食物や吸気を通して体内に摂取された場合，また医療の領域では核医学診療（PET-CT，シンチグラフィーなど）や，内部照射（密封小線源治療，RI 内用療法など）で放射性物質を含む放射性医薬品が体内に投与された場合に生じる．

　放射性物質が体内に取り込まれる経路としては，①吸入，②経口摂取，③創傷からの吸収，④経皮吸収（正常な皮膚では吸収されない）がある．吸入の場合は肺から，経口摂取の場合は消化管から，経皮吸収の場合は皮膚から体内に摂取される．核医学診療の場合は静脈から直接体内に投与される．体内に取り込まれた放射性物質は壊変により他の元素に変わっていくとともに，代謝により便・尿などと一緒に徐々に体外へ排泄されるが，放射性物質が体内に存在している間は継続的に被ばくすることになる．内部被ばくの場合は，放射性物質が臓器・組織を構成する細胞と直接接触しているか，または細胞内に取り込まれているので，透過力が小さい α 線や β 線も含めて放射性物質から放出されるすべての放射線が問題となる．

　外部被ばくと内部被ばくの例を表 5A-1 にまとめた．

2 ｜ 部分被ばくと全身被ばく

　放射線による障害は被ばくした部位の臓器（器官）に生じる．そのため，健康影響を考える場合には被ばく部位と被ばく線量が重要な情報となる．たとえば，白血病の場合は赤色骨髄，甲状腺がんの場合は甲状腺の被ばくと被ばく線量が問題になる．

　放射線を全身に被ばくし，なおかつその被ばく線量が全身で均等である場合を「全身被ばく（全身均等被ばく）」という．これに対して，身体の一部分だけの被ばくを「部分被ばく（局所被ばく）」といい，また臓器や組織によって被ばく線量が異なる場合を「不均等被ばく」という．自然放射線による外部被ばくは全身被ばくに該当する．放射線診断・治療の場合は，目的に合わせて身体の一部分にだけ放射線が照射されるので部分被ばくになる．内部被ばくは体内に取り込まれた放射性物質が親和性のある臓器に集積して生じるため部分被ばくとなるものが多い．たとえば，ラドン（^{222}Rn）は肺，ラジウム（^{226}Ra）は骨，プルトニウム（^{239}Pu）は肝臓や骨，放射性ヨウ素（^{131}I）は甲状腺，放射性ストロンチウム（^{90}Sr）は骨に沈着し，部分被ばくを起こす．その一方で，トリチウム（^{3}H），放射性カリウム（^{40}K），放射性セシウム（^{134}Cs, ^{137}Cs）は全身の細胞に取り込まれやすいため全身被ばくの原因となる．

種類		医療	自然放射線
外部被ばく	全身被ばく	・骨髄移植前の放射線照射 ・適切な防護衣を着用せずに放射線業務を行う医療従事者	・宇宙線 ・天然放射性物質からの放射線
	部分被ばく	・放射線診断（撮影，透視） ・外部照射（SRT，IMRT，陽子線/重粒子線治療，IVR など） ・防護衣などを着用して放射線業務を行う医療従事者	
内部被ばく	全身被ばく		・カリウム 40（^{40}K） ・炭素 14（^{14}C） ・ルビジウム 87（^{87}Rb） ・鉛 210（^{210}Pb） ・ポロニウム 210（^{210}Po） ・トリチウム（^{3}H）
	部分被ばく	・核医学診療（PET-CT，シンチグラフィーなど） ・内部照射（密封小線源治療，RI内用療法など）	・ラジウム 226（^{226}Ra，骨） ・ラドン 222（^{222}Rn，肺） ・ラドン 220（^{220}Rn，肺）

[表 5A-1] 放射線被ばくの種類

　全身被ばくと部分被ばくの例を表 5A-1 にまとめた．

3 ｜ 身体的影響と遺伝的影響

　ヒトの身体を構成する細胞は体細胞と生殖細胞に大別される．生殖細胞は精子あるいは精子をつくる基になる細胞（精原細胞，精母細胞，精子細胞）および卵子あるいは卵子をつくる基になる細胞（卵原細胞，卵母細胞）で，それぞれ精巣，卵巣にある．生殖細胞以外の細胞はすべて体細胞で，身体の各臓器・組織を構成している．放射線被ばく後，体細胞に起こった変化や損傷が原因となって生じる影響，すなわち被ばくした本人に発生する影響を「身体的影響」という．妊娠中の胎芽・胎児が被ばくした場合に発生する影響（流産，奇形，精神発達の遅れなど）も身体的影響である．また，不妊は，生殖細胞に生じた変化が原因となるが，被ばくした本人に発生する影響であるため身体的影響に含まれる．

　「遺伝的影響」は生殖細胞に起こった遺伝子変異が次世代以降に伝えられ，被ばくした本人ではなく子や孫の世代に発生する可能性のある影響である．ショウジョウバエやマウスを使った動物実験では，放射線が子孫に出生時障害や遺伝子変異などを起こすことが明らかにされているが，ヒトの疫学調査では放射線被ばくによる子孫への影響は確認されていない．

　身体的影響は被ばく時の年齢や部位に関係なく発生するのに対して，遺伝的影響は，生殖能力がある，あるいは今後もつ可能性のある年齢層の人びとが生殖腺（精巣，卵巣）に被ばくした場合でないと発生しない．

放射線被ばくにともなうヒトの健康影響は「確定的影響」と「確率的影響」に分類されている．なお，前者は影響の現れ方が放射線被ばく後の身体反応や薬の服用などによって変わってくることがわかり，現在では組織反応という用語に代わりつつある[1]．

確定的影響は，組織・臓器を構成している幹細胞や前駆細胞とよばれる未分化の細胞が放射線により細胞死あるいは細胞変性を起こし，臓器・組織の機能が失われた結果発症する．確定的影響のおもな症状としては，脱毛，胎児影響，白内障があり，ある線量を超えると症状が現れる「しきい線量」が存在する．

確率的影響にはがんと遺伝的影響がある．確率的影響は，放射線被ばくによりひとつの体細胞あるいはひとつの生殖細胞に起こった遺伝子変異が原因となって発症すると考えられている．

がんは，放射線被ばくの有無にかかわらず，かなりの頻度で発症する疾患である（がんの罹患率は男性で65.5％，女性で51.2％[2]）．よって放射線被ばくによるがんは，自然発生のがんの発症率に加えて過剰な増加があることで影響が確認される．しかし，疫学調査の結果から低線量領域では放射線被ばくによる過剰な増加率は著しく小さいために，その増加率を確認することは難しい．そこで，低線量領域のがんは「しきい線量」のない直線関係の線量反応を仮定している．

遺伝的影響は，被ばくした本人ではなく次世代以降に発生する可能性がある遺伝性疾患である．疫学調査の結果からヒトでは放射線による遺伝的影響は確認されていないが，遺伝性疾患はひとつの生殖細胞に遺伝子変異が起これば生じる可能性はあるため，確率的影響に含まれている．

確定的影響と確率的影響の比較を表5A-2と図5A-2にまとめた．

1）確定的影響

放射線被ばくにより組織・臓器を構成する細胞のDNAに二本鎖切断が生じると，もしその部位が細胞生存に必須な遺伝子領域であった場合，元通りに修復されなければ細胞死が生じる．少数の細胞死であるならば，残りの細胞で組織・臓器の機能を維持したり，または細胞分裂して失った細胞を補ったりできるため，障害には発展しない．しかし，高線量の放射線に被ばくすると大量の細胞死が起こり，組織・臓器の機能が失われ，臨床的に明らかな症状が発生する．この細胞死が原因となって現れる影響を確定的影響という．確

区分	具体的な影響	しきい線量	防護の目標
確定的影響	・血球数の低下 ・白内障 ・奇形（胎児）など	ある	発生の防止
確率的影響	・がん ・遺伝的影響	ないと仮定	容認できる レベルに制限

[表5A-2] 確定的影響と確率的影響の比較
(ICRP (1984)：Nonstochastic Effects of Ionizing Radiation. ICRP Publication 41. Ann ICRP, 14(3).)

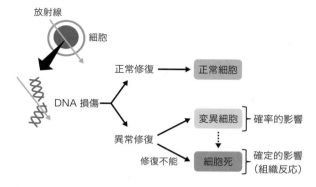

[図 5A-2] 放射線照射を受けた細胞の運命

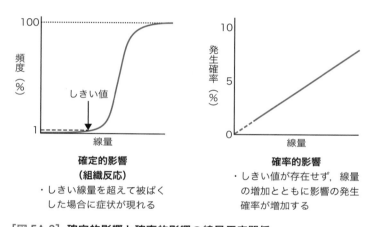

確定的影響
（組織反応）

・しきい線量を超えて被ばく
　した場合に症状が現れる

確率的影響

・しきい値が存在せず，線量
　の増加とともに影響の発生
　確率が増加する

[図 5A-3] 確定的影響と確率的影響の線量反応関係
(ICRP (1984)：Nonstochastic Effects of Ionizing Radiation. ICRP Publication 41.
Ann ICRP, 14(3).)

定的影響には前述のようにしきい線量，すなわち臨床的に明らかな症状が発生する最小の
線量（被ばくした集団の約1％に症状が現れる線量とされる）が存在し，しきい線量を超
える被ばくをした場合には，線量に依存して症状の発生率と重篤度が増す（**図 5A-3**）．し
きい線量は臓器・組織や着目する影響によって異なる．原則として細胞分裂を盛んに繰り
返している細胞からなる造血組織，腸上皮，皮膚，精巣，水晶体の放射線感受性は高いた
め，これらの臓器・組織に現れる確定的影響のしきい線量は低い．

2）確率的影響

　放射線被ばくに伴うがんと遺伝的影響は確率的影響に区分されている．確率的影響は確
定的影響と異なり，明確なしきい線量がなく，線量の増加とともに影響の発生率が増加す
ると仮定されている．

3) 放射線発がん

[1] 遺伝子変異とがん細胞

　ヒトの身体を構成している細胞の DNA には，DNA 損傷の修復，細胞分裂・増殖の制御，細胞死の制御にかかわる遺伝子が存在している．これらの遺伝子の働きにより，新陳代謝（古い細胞が新しい細胞に置き換わること）や，身の回りの環境因子などによって DNA に傷を負った細胞を修復または排除しながらわれわれの身体は維持されている．しかし，DNA 損傷を修復する働きをもつ遺伝子，細胞の増殖を抑制させる働きをもつ遺伝子，細胞死を促進する働きをもつ遺伝子に変異が生じると，細胞は無制限に増殖し始める．これらの変異が積み重なり，増殖のスピードが速くなって，身体のあちこちに広がっていく状態になった細胞をがん細胞という．

　遺伝子に変異が起こる原因はさまざまであるが，タバコ，紫外線，化学物質，活性酸素などの DNA に作用する外的要因が関係していることがわかっている．DNA の損傷を引き起こす放射線もがんを誘発する要因のひとつである．

Column

がん遺伝子とがん抑制遺伝子

　がん関連遺伝子（がん遺伝子，がん抑制遺伝子）の代表的なものとしては，肉腫で見つかった SRC，ラットの肉腫で見つかった RAS，骨髄細胞腫症で見つかった MYC などがあげられる．もともとは正常に存在する遺伝子で，細胞増殖のアクセルをコントロールする働きをしている．しかし，この遺伝子に変異が生じると細胞増殖のアクセルが踏まれたままの状態になってしまう（がん遺伝子の活性化）．

　一方，がん抑制遺伝子の代表的なものとしては，網膜芽腫で見つかった RB，大腸がんで見つかった APC，腎がんで見つかった VHL，乳がんで見つかった BRCA1/2，DNA の修復にかかわる p53 などがあげられる．これらの遺伝子は細胞の増殖を抑制したり，DNA の損傷を修復したり，細胞死を誘導したりする働きをしている．しかし，この遺伝子に変異が生じると細胞の増殖にブレーキがかからなくなってしまう（がん抑制遺伝子の不活性化）．

---

[2] 放射線被ばくによるがんのリスク

　放射線被ばくによるがんは，がんの自然発生率（放射線被ばくと関係なく生じるがん発生率）からどの程度増加させるかを統計的に検討することにより確認される．広島・長崎の原爆被爆者を対象とした疫学調査により，放射線を被ばくした集団では，線量に応じてがんの自然発生率よりも増加することが明らかにされている（図 5A-4）．しかし，100 mSv 以下の低線量領域では，放射線被ばくががんの発生率を統計的に有意に増加させるという結果は得られていない．この結果が意味することは，100 mSv 以上の被ばくではがんは増加するが，それ以下だと影響があったとしても自然発生のがんの誤差範囲に隠れてしまうほど影響が小さい，ということである（図 5A-5）．しかし，ヒトの培養細胞を用いた実験では数 mGy 程度の X 線によっても DNA 二本鎖切断や染色体異常が引き起こされることがわかっている．また，マラー（Muller HJ）はショウジョウバエの精子における遺伝子

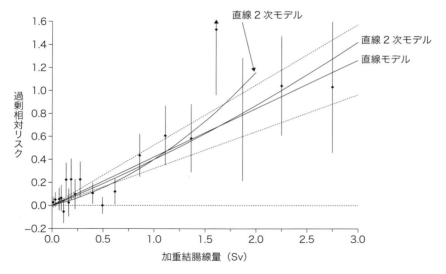

[図 5A-4] 原爆被曝者における被ばく線量と固形がんによる死亡リスク

(Ozasa K, Shimizu Y, et al (2012)：Studies of the Mortality of Atomic Bomb Survivors, Report 14, 1950-2003：An Overview of Cancer and Noncancer Diseases. Radiat Res, 177：229-243)

線量反応関係としては，直線2次モデルと直線モデルが考えられている．固形がんでは直線モデルが最も適合しているとされている．

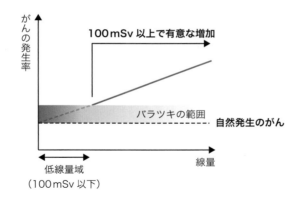

[図 5A-5] 低線量域におけるがんの発生率について

Column

相対リスクと過剰相対リスク

　被ばくした集団のがん死亡率が被ばくしていない集団の何倍になっているかを表すものを相対リスクという．被ばくしていない集団のがん死亡率を1（ベースライン）とするので，相対リスクが1の場合は被ばくによってがんの死亡率が増加していないことを意味する．過剰相対リスクとは相対リスクから1を引いたもので，ベースラインから増加した過剰分を表したものである．過剰相対リスクが0の場合は相対リスクが1の場合と同じ意味になる．

相対リスク	線量	生活習慣因子
1.8	1,000～2,000 mSv	
1.6		喫煙者
1.6		毎日3合以上飲酒
1.4	500～1,000 mSv	
1.4		毎日2合以上飲酒
1.29	200～500 mSv	痩せ（BMI＜19）
1.22		肥満（BMI≧30）
1.19		
1.15～1.19		運動不足
1.11～1.15		高塩分食品
1.08	100～200 mSv	
1.06		野菜不足
1.02～1.03		受動喫煙
検出不可能	100 mSv	

[表 5A-3] 放射線と生活習慣のがん（固形がん）リスクの比較
（環境省（2015）：放射線による健康影響等に関する統一的な基礎資料（平成26年度版）．より）

変異の発生率が放射線の線量に比例して増加することを明らかにしている．

したがって，疫学調査では影響が明らかになっていない低線量領域のがんについては，理論上，しきい線量が存在しない線量反応関係を仮定せざるをえない．国際放射線防護委員会（ICRP）は低線量のがんのリスクは1 Svからしきい線量なしで線量に直線的に比例して減少するというLNT（linear non-threshold）仮説で表している．

[3] 相対リスクによる評価

放射線被ばくによるがんのリスクを理解するためには，他の要因，たとえば生活習慣によるがんのリスクと比較することが参考になる（表 5A-3）．国立がん研究センターの調べによると，不健康な生活（肥満，やせ，運動不足，高塩分摂取）をしている人ではがんの相対リスク（自然発生のがんに対して不健康な生活が何倍がんを増加したかを表す指標）が1.11～1.22になるとされている．これは200～500 mSvの被ばくによるがんの相対リスク（1.19）に匹敵する．また，100～200 mSv（相対リスク：1.08）の被ばくは，野菜不足や受動喫煙による相対リスク（1.02～1.06）とほぼ同等である．このように比較すると，100 mSvの放射線被ばくがあってもがんのリスクは生活習慣によるものと違いがないことがわかり，理解されやすいと考えられる．

4）放射線被ばくによる遺伝的影響

遺伝的影響は放射線を被ばくした人の子または孫などの子孫の代になって現れる遺伝性疾患である．遺伝的影響は生殖年齢にある卵巣，精巣の被ばくが問題となる．

放射線被ばくによる遺伝的影響は，広島・長崎の原爆被爆者2世を対象とした疫学調査から検討されている．この疫学調査より，1 Sv以上の放射線を被ばくした両親から生まれた子と，被ばくしていない両親から生まれた子では遺伝性の疾病（流早産，死産，奇形，乳児死亡，性比，染色体異常，発がん率，死亡率）の発生率に統計的に有意な差は認めら

れていない[3~6]．よって，現在までに放射線被ばくによる遺伝的影響の発生はヒトでは確認されていない．しかし，ショウジョウバエやマウスなどの動物実験では放射線が遺伝性の影響を誘発することが明らかにされているため，疫学調査結果でヒトの遺伝的影響の発生の可能性を否定することはできない．遺伝性疾患はひとつの生殖細胞に起こった遺伝子変異が原因となる可能性があるので，放射線被ばくによるがんと同様にしきい線量がない直線性の線量反応関係（LNT）を前提にしてリスクを推定している．

5 ｜ 放射線被ばくの防護

放射線は，今日では医療（X線撮影，CT検査，医療器具の滅菌など），工業（非破壊検査，厚さ計/液面計，ガスクロマトグラフィーなど），農業（品種改良，害虫駆除，殺菌など）などさまざまな分野で利用されている．一方，放射線は人体にとっての有害要因のひとつであるため，できるだけ安全に取り扱って不必要に被ばくしないことが大切である（これを放射線防護という）．

放射線防護の基本となる考え方や基準はICRPによって勧告され，そのICRP勧告を規範として，各国の放射線安全規則などに採用されている．

ICRPによって勧告された「線量限度」，すなわち被ばくの上限値は次のような考え方で定められている．①急性の放射線障害（確定的影響）の発生を防止するため，しきい線量よりも十分低く定める．②がんや遺伝的影響（確率的影響）にしきい線量がないと仮定したうえで，一般社会で容認できる程度の被ばく線量を設定する（表5A-2）．

このような考え方により，一般の公衆や放射線被ばくを伴う職業人に対して線量限度がICRPより勧告され，法令に定められている．

1）医療被ばく，職業被ばく，公衆被ばくに対する線量限度

ICRPは放射線防護の目的で，被ばくする人に着目し，放射線被ばくを，「医療被ばく」「職業被ばく」「公衆被ばく」の3つに分類している．

[1] 医療被ばく

「医療被ばく」は，放射線診療（診断や治療）の目的で人体に放射線照射や放射性医薬品などの投与が計画的に行われた結果生じる被ばくである．したがって，医療被ばくの対象者は①放射線診療を受けた患者とそのケアにあたる家族，②健康診断や人間ドックでX線検査（胸部X線撮影，胃透視検査，マンモグラフィーなど）を受けた被検者，③新しい放射線機器や放射性医薬品の臨床試験での被験者などである．

医療被ばくに対しては，線量限度は設けられていない．これは，必要とされる検査や治療を受けられないケースが生じ，患者の便益を損なうおそれがあるからである．このため，放射線診療を行うことの正当化（患者に害よりも便益を多く与えることが明らかであること）と線量の最適化（診断に必要な情報を得るための最適な線量の選択）が強く求められる．

対象	実効線量（全身被ばく）	等価線量（部分被ばく）
作業者	・100 mSv/5 年かつ 　50 mSv/1 年	・目の水晶体：100 mSv/5 年かつ 　50 mSv/1 年 ・皮膚：500 mSv/年
生殖可能年齢の女性	・5 mSv/3 カ月	
妊娠と診断された女性	・1 mSv（出産までの間の内部被ばく）	腹部表面：2 mSv/妊娠期間

[表 5A-4]　職業被ばくの線量限度
（電離放射線障害防止規則より作成）

[2] 職業被ばく

　放射線被ばくを伴う職業に従事する者を「放射線業務従事者（医療法では放射線診療従事者）」という．医療の領域では，放射線診療医療業務にかかわる医師，看護師，診療放射線技師，医療以外では，原子力発電所，原子炉燃料加工施設，放射性廃棄物処理施設などで働く作業者，放射線研究施設などの研究者，非破壊検査にあたる作業者などが放射線業務従事者である．「職業被ばく」とは，放射線業務従事者が業務遂行の過程で被ばくすることをいう．

　職業被ばくに関しては線量限度が法令で定められている（表 5A-4）．

[3] 公衆被ばく

　医療被ばく，職業被ばく以外のすべての被ばくを「公衆被ばく」という．一般の人びとが対象となり，原子力・放射線施設周辺住民の被ばくが該当する．

　公衆被ばくの線量限度は 1 年間で 1 mSv と定められている．

2）放射線被ばくの防護

　放射線防護の目標は放射線利用に伴う人体の安全確保である．このためには，あらゆる放射線源からの被ばくによる確定的影響を防止し，なおかつ確率的影響をできるだけ少なくしなければならない．

　確定的影響には，しきい線量が存在するので，放射線利用に伴う被ばく線量をしきい線量以下にすることで，発生を防止することができる．

　確率的影響については，理論上しきい線量が存在しないので，放射線利用にあたってはリスクがあることを前提に考えていく必要がある．このため，放射線利用に伴う確率的影響に関しては，そのリスクが「被ばくする人びとが受け入れられるリスク以下」になるように被ばく線量を制限している．

　このような考え方により線量限度が定められており，放射線業務従事者は線量限度を超えないようにしなければならない．このため，放射線業務従事者に対しては，被ばく線量の個人モニタリング，教育・訓練の実施，健康診断の実施が義務づけられている．また，放射線業務従事者自身も被ばく線量をできるだけ低減するように適切な防護手段をとる必要がある．外部被ばく，内部被ばくの防護手段を次項で説明する．

6 | 放射線防護の手段

1) 外部被ばくに対する防護

外部被ばく線量は線源との接し方をコントロールすることで低減できる. 外部被ばくからの防護法は「線源からの距離をとる（距離）」「遮蔽する（遮蔽）」「線源を扱う時間を短くする（時間）」が原則である.

[1] 距離

放射線の線量は線源からの距離の 2 乗に逆比例する. 線源との距離を 2 倍にすれば線量は 1/4, 3 倍にすれば 1/9 になるため, 線源と適切な距離をとれば被ばく線量を下げることができる.

[2] 遮蔽

線源と身体の間に遮蔽物を置くことで, 身体に到達する放射線を少なくできるため, 被ばく線量を減弱できる. α 線は紙 1 枚, β 線は 1 cm のプラスチック板で遮蔽できる. 透過力の強い γ 線の遮蔽には鉛, 鉄, コンクリートが使われる. γ 線は鉛やコンクリートの厚さに応じて指数関数的に減弱する.

[3] 時間

被ばく線量は線源と接する時間に比例して増加するため, 線源を扱う時間を短くすることで被ばく線量を下げることができる.

2) 内部被ばくに対する防護

内部被ばくは空気や身体表面の汚染を介して生じる. このため, 内部被ばくを防ぐためには, 放射性物質による環境汚染の拡大を防ぎ, 身体内に放射性物質が取り込まれないようにする必要がある.

内部被ばくを防ぐために以下のような方策がとられている.
①放射性物質を取り扱う場所を限定している（管理区域*）.
②管理区域内にグローブボックスやドラフトを設置し, その中で放射性物質を扱う.
③放射性物質を取り扱う際は防護衣, マスク, 手袋などを装着する.
④管理区域内での飲食は禁止されている.
⑤管理区域からの排水・排気中の放射性物質の濃度は法令で上限値が定められている.
⑥管理区域内の空気中の放射性物質の濃度の上限値が法令で定められている.
⑦作業者が管理区域から退出するとき, または管理区域から物品を持ち出すときは, 放射性物質による汚染がないことをチェックしなければならない.

*管理区域は実効線量が 1.3 mSv/3 カ月を超える可能性がある場所である. また, 管理区域の画壁などの放射線の遮蔽能力は, 画壁などの外側で 1 mSv/1 週間以下になるようにしなければならない.

線源	世界の平均（mSv）	日本の平均（mSv）
大地からの放射線	0.48	0.33
宇宙線	0.39	0.30
ラドンの吸入	1.26	0.48
食べ物などからの摂取	0.29	0.99
合計	2.4	2.1

[表 5A-5]　環境からの被ばく線量
(Omori Y, Hosoda M, et al (2020)：Japanese population dose from natural radiation.
J Rariol Prot, 40：R99-R140. より)

検査の種類	臓器	線量（mGy）
歯科撮影	脳	0.005
胸部撮影（PA）	肺	0.01
胸部撮影（LAT）	肺	0.15
乳房撮影	乳房	3
注腸造影	結腸	15
腹部CT（成人）	胃	10
頭部CT（成人）	水晶体	30*
腹部CT（小児）	胃	20

[表 5A-6]　X 線診断時のおもな臓器の線量
(Hall EJ, Brenner DJ (2008)：Cancer risks from diagnostic radiology. Br J Radiol,
81：362-378.)
* ICRP Publ.87 より

7 | 環境からの被ばく

　日常生活のなかで，われわれは宇宙から地球に降り注ぐ宇宙線，大地や建物の中に存在する天然放射性物質から放出される自然放射線をつねに被ばくしている．

　宇宙線は地上に届くまでの間に，地球を取り囲む大気によって吸収されるため，宇宙線からの被ばく線量は標高が高いほど（大気の層が薄いほど）高くなる．

　大地に含まれる天然放射性物質の量は場所によって異なる．ラジウム（Ra）やトリウム（Th）を多く含んでいる地域では被ばく線量が高い．一方で，関東ローム層で覆われた関東平野は，ローム層が大地からの放射線を遮蔽するため，被ばく線量が低い．

　このように環境中の放射線の量は場所によって異なる．環境からの被ばく線量を表5A-5 にまとめた．

8 | 医療からの被ばく状況

　今日の医療において，放射線診断・治療は必要不可欠なものとなっている．しかし，放射線診断・治療には患者と医療従事者への被ばくが伴うため，医療での放射線利用における被ばく線量を理解しておく必要がある．

　表 5A-6，表 5A-7，表 5A-8 におもな X 線診断および核医学検査の際の臓器・組織およ

検査	平均線量（mGy）	最大（mGy）
腹部撮影	1.4	4.2
胸部撮影	<0.01	<0.01
腰椎撮影	1.7	10.0
骨盤撮影	1.1	10.0
上部消化管撮影	1.1	5.8
直腸造影撮影	6.8	24.0
腹部 CT	8.0	49.0
胸部 CT	0.06	0.96
腰椎 CT	2.4	8.6
骨盤 CT	25.0	79.0

[表 5A-7]　放射線診断に伴う胎児の被ばく線量

（ICRP（2000）：Managing Patient Dose in Computed Tomography. ICRP Publication 87. Ann ICRP, 30(4). より）

	検査部位	精巣	卵巣
CT 検査	胸部	検出限界以下	0.08
	腹部	0.7	8.0
	腰椎	0.06	2.7
	骨盤	1.7	23
X 線検査	胸部	検出限界以下	検出限界以下
	上部消化管	検出限界以下	0.45
	注腸検査	3.4	16.0
in vivo 核医学検査	骨（^{99m}Tc）	1.8	2.6
	甲状腺（^{123}I）	0.04	0.08
	心筋（^{201}Tl）	41	8.9
	腫瘍（^{67}Ga）	4	6.1

[表 5A-8]　おもな放射線診断の際の生殖腺の被ばく線量（mGy）

（ICRP（1988）：Radiation Dose to Patients from Radiopharmaceuticals. ICRP Publication 53. Ann ICRP, 18(1-4).
ICRP（2000）：Managing Patient Dose in Computed Tomography. ICRP Publication 87. Ann ICRP, 30(4). より）

び胎児の被ばく線量を示す．これらの表から，放射線診断レベルでは，確定的影響や確率的影響が発生する可能性がきわめて小さいことがわかる．一方で放射線治療では，目的によって照射範囲や線量は変わってくるものの，1 回あたり 2 Gy 程度の線量を病巣部に週 5 回，6～7 週間にわたって繰り返すのが一般的な治療計画である．総線量は 60～70 Gy になるが，これは患者に害を上回る便益を与えることが明らかなためである（p51「医療被ばく」参照）．

本章のまとめ

● 放射線に人体がさらされる形態には**外部被ばく**と**内部被ばく**がある．
● 放射線被ばくに伴う健康影響は**確定的影響**と**確率的影響**に区分される．
● 放射線による**確定的影響**には**しきい線量**がある．

◉放射線による**確率的影響**には**しきい線量はないと仮定**されている.

◉**放射線防護**には**3つの原則（正当化, 最適化, 線量限度）**がある.

◉**放射線診断**レベルでは確定的影響や確率的影響が発生する可能性は**きわめて小さい**.

引用文献

1) 日本アイソトープ協会 ICRP 勧告翻訳検討委員会 (2009)：ICRP Publication 103　国際放射線防護委員会の 2007 年勧告.
https://www.icrp.org/docs/P103_Japanese.pdf

2) 国立がん研究センター（2019）：最新がん統計.
https://ganjoho.jp/reg_stat/statistics/stat/summary.html

3) Yoshimoto Y, Neel JV, et al (1990)：Malignant tumors during the first 2 decades of life in the offspring of atomic bomb survivors. Am J Hum Genet, 46：1041-1052.

4) Izumi S, Koyama K, et al (2003)：Cancer incidence in children and young adults did not increase relative to parental exposure to atomic bombs. Br J Cancer, 89：1709-1713.

5) Otake M, Schull WJ, et al (1990)：Congenital Malformations, Stillbirths, and Early Mortality among the Children of Atomic Bomb Survivors：A Reanalysis. Radiat Res, 122：1-11.

6) 放射線影響研究所：被爆者の子供における染色体異常（1967-1985 年の調査）.
https://www.rerf.or.jp/programs/roadmap/health_effects/geneefx/chromeab/

第5章B 放射線の防護
──看護職の役割

> **この章のねらい(到達目標)**
>
> **1** 放射線防護の基本知識と方法について説明できる.
> **2** 看護職自身の被ばく低減の方法を説明できる.
> **3** 看護援助,支援時に患者と放射線との関係性に配慮できる.
> **4** 被ばく線量と健康リスクの関係について説明できる.
> **5** 放射線防護における看護職の役割について説明できる.

放射線看護の対象は,放射線の影響を有し,もしくは,放射線の健康影響を懸念する個人や家族,地域や職域の集団である.そして,放射線は生活環境のどこにおいても存在し,その利用は,医療,産業,地域等,看護活動のあらゆる場に及んでいる.そして,放射線の健康影響と防護の知識は,看護職には必要なものである.とくに,放射線防護の知識は,対象が抱える放射線の健康影響やその不安に対し,放射線リスクコミュニケーションの専門知識・技術を用いることで,放射線影響の程度や影響要因などを科学的情報としてできるだけわかりやすく伝えることにつながる.そして,リスクの判断となる根拠を提供することができる.さらには,対象との双方向の対話の積み重ねを通して信頼関係を築くことにつながるものと考える.

また,近年の放射線診療の発展と放射線を用いた検査件数の増加に伴い,患者・家族の医療被ばく,公衆被ばく,看護職者の職業被ばくの機会も増加している.そのため,放射線診療にかかわる関連職種との連携のもとで,人びとの放射線被ばくへの不安や人体影響に対し,放射線に関する高度な専門知識を基盤とした看護ケアを行うことが重要である.これにより,対象者の安全・安心を守り,QOLの維持・向上に寄与し,看護職者の安全・安心を保証できるものと考える.そのため,末尾に放射線看護専門看護師の紹介を記述した.将来,放射線看護のジェネラリスト,専門看護師を目指してほしいと期待している.

1 │ 看護職における放射線防護に必要な知識

1) 放射線防護の基本的な考え方

国際放射線防護委員会(ICRP)の2007年勧告では,放射線防護の目的を以下のように定義している.
①放射線被ばくを伴う行為であっても明らかに便益をもたらす場合には,その行為を不当

に制限することなく人の安全を確保すること.
②個人の確定的影響の発生を防止すること.
③確率的影響の発生を減少させるためにあらゆる合理的な手段を確実にとること.

2）放射線防護の三原則

ICRPはこれらの目的を達成するために，放射線防護体系に，正当化，最適化，線量限度という3つの基本原則を導入することを勧告している（図5B-1）.

[1] 正当化

放射線を使う行為として，便益（ベネフィット）がリスクを上回る場合のみに認められる．ここでのリスクとは，被害の影響と起こる可能性を組み合わせたもので決まる.

[2] 防護の最適化

個人の被ばく線量や人数を，経済的および社会的要因を考慮に入れたうえで，合理的に達成できるかぎり低く保つことである.

[3] 線量限度の適用

ICRPの2007年勧告に，放射線作業を行う職業人の実効線量の限度で5年間100mSv，特定の1年間に50mSvと定められている．ただし，緊急時の作業の場合は除外される.

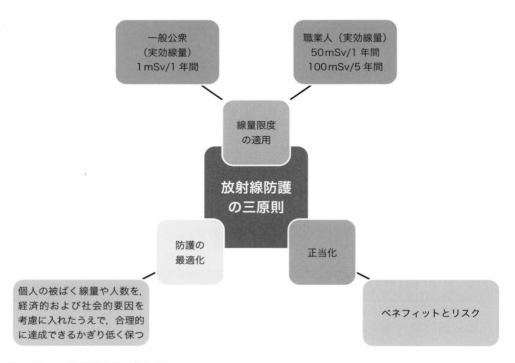

[図5B-1] 放射線防護の三原則

3）放射線による人の被ばく状況

　ICRPは，人の被ばく状況を計画的被ばく状況（計画的に管理できる平常時），緊急時被ばく状況（事故や核テロなどの非常事態），現存被ばく状況（事故後の回復や復旧の時期など）の3つに分けて，防護の基準を定めている．とくに，平常時から，身体的障害を起こしうる被ばくを防ぎ，将来起こりうるがんのリスクの増加もできるだけ低く抑えるように防護の対策を行う．

4）放射線の健康影響について

　ICRPの2007年勧告の目的には，個人の確定的影響の発生を防止することがあり，しきい値の最小値である100mGy（≒100mSv）近くまで年間線量が増加した場合には，防護対策を導入するように考えられている．

5）放射線の健康リスクのアセスメント

　放射線の健康リスクのアセスメントについては，放射線の測定，被ばく線量評価，健康リスク推定，というプロセスでなされる．計画的被ばく状況では，個人被ばく線量が測定されているので線量評価は容易であるが，緊急時被ばく状況，現存被ばく状況では，放射線環境の計測データを手がかりに被ばく線量を算出する．

6）被ばく線量と健康リスクの関係

　個人の被ばく線量が測定されている場合には，その被ばく線量について，確定的影響であるしきい値を超えるか超えないかによって影響の有無を判断する．確率的影響では，しきい値がないために，疫学的に発がんの過剰リスクが有意となる100mSv（図5B-2）が目安となる．

リスクとは

　リスクという用語は,「危険性」や「危険度」という意味合いで使われている. 厳密な用語が必要とされる場面では,「被害の影響の大きさ」「被害が発生する可能性（確率）」, または「影響の大きさと可能性（確率）の組み合わせ」という意味で使われる.「リスクがある」「リスクがない」ではなく,「どの程度増えるのか」「何倍になるのか」というとらえ方が必要である.

　放射線の健康影響, とくに放射線の確率的影響を考える際は,「リスク」＝「（発がん, もしくはがんで死亡する）確率」と使われるが, この場合は,「リスクがある」＝「（必ず）被害を受ける」という意味ではないことに注意する.

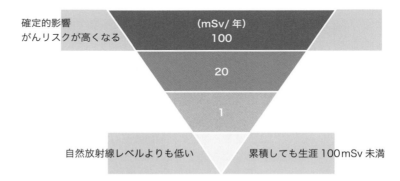

[図 5B-2] 被ばく線量と健康リスク
平常時の被ばく線量は, 年間1mSv が基準値とされている. 医療には線量限度の設定はなじまないので, 便益がある場合に放射線は使用できるが, 職業人や一般公衆に関しては線量限度が設定されている.

7) 放射線の健康リスクアセスメントからリスクコミュニケーションへ

　放射線の健康リスクアセスメントのプロセスにより, 最終的な健康リスクの判断が完了する. しかしながら, その最終的な判断を意思決定につなげるうえでは, 対象が納得して, 安心できるものかが重要となる. この点では, リスク認知などの心理的要因と, 医療環境やマスメディアなどによる社会的要因が影響する. このような影響を考え, 意思決定プロセスにおいては, リスクコミュニケーションが重要であるとされている.

2 | 看護職における放射線防護について

1) 外部被ばく

　放射線を身体の外側から受けることを「外部被ばく」とし, この場合に放射線源は身体の外にある. 自然放射線のうち, 土壌中に存在する天然放射性核種が放出するγ線や宇宙線（太陽や銀河などの天体活動により発生した荷電粒子などの放射線）を直接受けることによる被ばくは外部被ばくである.

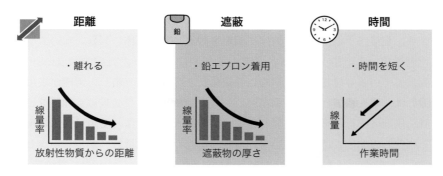

[図 5B-3] 外部被ばくの低減三原則
外部被ばくの低減として，距離，遮蔽，時間が重要である．線源となる放射性物質から離れる距離を
とること，線源となる放射性物質との間に遮蔽物を置くこと，そして被ばくする時間を短くすること
である．

[1] 外部被ばくの低減三原則

　外部被ばくについては，**図 5B-3** の低減三原則を実践することで，被ばく線量を低減す
ることができる．たとえば，鉛エプロンを装着する，診療用の X 線装置の線源から距離を
とる，介助時間を短くする工夫を実施する，などである．患者のケアにおいて，被ばくす
る可能性のある場合には，この低減三原則を実践するための努力を怠ってはならない．

2) 内部被ばく

　内部被ばくについては，呼吸を介した吸入と食品からの摂取の両方を考える．また，核
医学検査では，放射性医薬品を非密封状態で取り扱うために，これらが体内に取り込まれ，
体内から被ばくする内部被ばくの危険が高くなる．この場合の内部被ばくの防護方法とし
て，希釈，分散，除去，閉じ込め，集中化がある．

3) 看護職の職業被ばく

[1] 職業被ばく

　職業被ばくとは，作業者が自らの仕事の結果として被る被ばくのことである．厳密には，
操業管理者の責任であると合理的にみなすことのできる状況の結果として，作業時に受け
る被ばくと定義されている（ICRP の 2007 年勧告による）．

[2] 職業被ばくに関連する法令

　職業被ばくに関しては，領域を問わない基本の法令として「放射性同位元素等の規制に
関する法律」（放射性同位元素規制法）が，厚生労働省関連では，労働安全衛生法に電離放
射線障害防止規則，医療法の施行規則などが関係し，線量限度が定められている（p52「職
業被ばく」参照）．

[3] 被ばく量の管理

　放射線をどれくらい受けたかは目には見えないが，線量を測定して管理することはでき

る．放射線使用施設で働く人は業務目的のため被ばくすることがあり，これを「職業被ばく」という．施設内では，つねに被ばく線量を測定して，人体に影響がないよう法令で定められた基準内（5年間100 mSv，特定の1年間に50 mSv，妊娠中は2 mSvを超えない）に収まっているか確認し，定期的に健康診断を行うなど，厳しい管理が求められている．看護師は，個人線量計（第2章参照）を必ず装着し，自身の被ばく線量を確認し，つねに低減三原則の実行に努める必要がある．この個人線量計は，使用目的，対象線種などによりそれぞれの機能に応じて使い分けられ，蛍光ガラス線量計，熱ルミネッセンス線量計（TLD），光刺激ルミネッセンス線量計（OSLD），フィルムバッジ，電離箱式線量計，電子式線量計などの種類がある．

[4] 放射線業務従事者

放射線業務従事者には，法令により定義・登録制度・被ばく限度などが決められている．医療法施行規則において放射線診療従事者は「エックス線装置，診療用高エネルギー放射線発生装置，診療用粒子線照射装置，診療用放射線照射装置，診療用放射線照射器具，放射性同位元素装備診療機器，診療用放射性同位元素又は陽電子断層撮影診療用放射性同位元素の取扱い，管理又はこれに付随する業務に従事する者であって管理区域に立ち入るもの」と定義されている．

[5] 放射線業務従事者が守るべきこと

看護職も放射線業務従事者となる．放射線業務従事者が守るべきことには，教育訓練の受講，健康管理・健康診断の受診，被ばく管理・モニタリングがある．教育訓練は管理区域に初めて立ち入る前，および立ち入った後では，1年を超えない期間ごとに行う．教育訓練の項目は（1）放射線の人体に与える影響，（2）放射性同位元素等または放射線発生装置の安全な取り扱い，（3）放射線障害の防止に関する法令，（4）放射線障害予防規定である．健康診断は6カ月に1回，血液検査および皮膚および眼の検査を受ける（医師の判断で省略可）．被ばく管理では放射線業務従事者として登録されたのち，配布される個人被ばく線量計を用いる．

3 ｜ 看護職における放射線防護の方法について

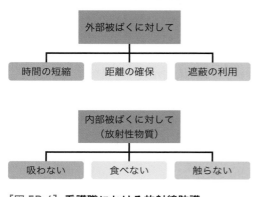

[図 5B-4] 看護職における放射線防護

看護職における放射線防護については，①自身の防護，②患者の防護，③患者への説明について理解する必要がある．

なお，被ばくには外部被ばくと内部被ばくがあり，立場により職業被ばく，医療被ばく，そのどちらにも当てはまらない公衆被ばくがある．

外部被ばくと内部被ばくに関する防護の原則を図5B-4に示す．なお，患者は医療行為により，放射線源になる場合もある点を理解することは重要である．

4 | 放射線防護における看護職の役割

1) 放射線安全管理の確認

　看護職は，患者が有益な放射線診療を受けることができるように，放射線防護や放射線安全について正しく認識し，放射線安全を優先することが重要である．また，自身にとっても放射線安全の対応ができるように，放射線安全管理に関する正しい認識を有し，放射線防護の基本的な知識，技術を身につけることが重要である．

2) 患者の放射線防護

[1] 医療被ばく時の援助

　医療被ばくには，患者の有益な放射線診療を阻害しないために，線量限度を適用しない．しかし，得られる診断情報のベネフィットとの関係を考慮し，高すぎる被ばく線量は改善することが重要である．担当医師だけでなく，多くの専門領域の医師と連携し，情報共有することで，患者の被ばく線量の軽減化に貢献できる．

　以下，具体的な例である．

①X線局所撮影

　X線局所撮影では，患者の姿勢・体位の保持についての情報を収集し，その情報を提供することで，主治医を交えて撮影体位，方向などを検討し，撮影時間短縮や遮蔽の工夫を図る．

②連続撮影・複数回撮影

　連続撮影・複数回撮影になる場合は，すぐに撮影が必要な状態であるのか，時間的に撮影間隔を空けることができないか，主治医を交え，患者にかかわる医師らとの調整を行う．

③全身CT撮影

　全身CT撮影の場合，撮影部位を限局，範囲を縮小，絞り込むことができないか，主治医を交え，患者にかかわる医師らとの調整を行う．

④放射線治療

　放射線治療では，周囲の正常組織への被ばくは避けなければならない．放射線影響を受けやすい臓器は照射範囲に含まないように遮蔽する．または，正常組織への照射線量は有害事象の発生が想定されるしきい値線量（耐容線量）以下になるように，治療計画の段階から強度変調放射線治療（IMRT）専用機器などを選択することも必要である．照射中の体位の保持は重要であり，照射誤差を少なくする工夫が必要である．たとえば，固定具などの治療環境には患者の状態に適した工夫が求められる．

⑤核医学検査（シンチグラフィー）

核医学検査では，決められた前処置，放射性医薬品の量，準備手順を遵守することが，被ばくの低減につながる．また，検査直後の患者には，家族や他人とあまり長時間の接触はしないように指導することも必要である．

[2] 患者への説明責任

医療被ばくでは，患者の線量限度は適用されないことから，患者の治療選択などの意思決定支援では，それぞれの選択について，看護職としてリスクとベネフィットをわかりやすく伝える必要がある．

3）職業被ばく

放射線業務従事者として勤務する看護職者には，職業被ばくに対する不安の軽減と放射線防護のための適切な行動ができるように教育・相談活動を実施し，放射線診療に伴う意思決定支援などの倫理調整や医療者間の調整，調査・研究などを行う必要がある．この教育・相談は，入職時より開始することが望ましい．

4）放射線リスクコミュニケーション

リスクについての個人，機関，集団間での情報や意見のやりとりの相互作用的過程がリスクコミュニケーションである[5]．看護職は対象の一番身近な存在として，リスクに関する情報の共有・交換と意思決定の過程に参加し，対象の代弁者の役割を果たすことが重要

Column

放射線リスクコミュニケーションと 放射線看護専門看護師

2022年には，日本看護協会の認定資格である放射線看護専門看護師が誕生した．彼らに期待されることは，まさに，この章で述べた放射線防護と放射線リスクコミュニケーションの専門的な役割である．

放射線看護の対象となる人びとは放射線の健康影響や懸念を有する．そのため，放射線看護専門看護師は，リスクコミュニケーションを通して人びとがもつ不安に介入する．この放射線リスクコミュニケーションが，放射線の健康リスクや被ばく影響の知識を基に，線量評価，リスク評価を行い，対象と対話を重ね，働きかけ，対象にとってよりよい意思決定をともに考えていくことである．

また，放射線事故・災害においては，専門家や行政が行う説明だけでなく，事故・災害の直後や中長期における支援，静穏期の放射線教育など，災害のフェーズに合わせたリスクコミュニケーションが行われることが期待される．

加えて，放射線診療を受ける患者・家族，診療に携わる医療従事者がもつ被ばくへの不安にも，リスクコミュニケーションを通して介入することができる．

そして，このような放射線リスクコミュニケーションを行うことによって，放射線による健康影響への不安を緩和し，対象の生活や考え方，価値観を尊重しながら，放射線被ばくやその影響を最小にするための放射線防護行動の選択や，放射線リスクにその人らしく向き合うことにつながるように支援することが期待されている．

である．リスクコミュニケーションは，一度で終えるものではなく，対象の反応を確認しながら，そしてその関係性を築きながら慎重に進めていくべきことであり，看護職には適任である．

◉ **2007 年 ICRP 勧告**の目的には**放射線防護が定義**されている．
◉ **放射線防護体系**として，**三原則（行為の正当化，防護の最適化，および個人の線量限度）**が導入されている．
◉ 放射線による人の被ばく状況を 3 つに分け（**職業被ばく**，**公衆被ばく**，**医療被ばく**），防護基準を定めている．
◉ 放射線の健康影響では，**LNT モデル**を採用している．
◉ 放射線の健康リスクのアセスメントは，**放射線測定**，**被ばく線量評価**，**健康リスク推定**というプロセスで行われる．
◉ アセスメントにおいては**被ばく線量と健康リスクの関係**，**線量限度**をふまえる．
◉ 放射線の健康リスクアセスメントから**リスクコミュニケーション**へつなげることが重要となる．
◉ **外部被ばく**には**低減三原則（距離，遮蔽，時間）**がある．
◉ **看護職の職業被ばく**に関しては法令が定められ，**線量のモニタリング**や健康管理が義務づけられている．
◉ 看護職は**外部被ばく・内部被ばくの各防護原則**をふまえて自身と患者の放射線防護を理解する必要がある．
◉ 放射線防護における**看護職の役割**には，医師らと連携して患者の被ばく線量が適切となるような援助や，患者への説明と意思決定支援，職業被ばくに関する教育・相談活動などがある．
◉ **放射線リスクコミュニケーション**において看護職の果たす役割は大きく，新たに**放射線看護専門看護師**が認定され，活躍が期待されている．

文献
1) ICRP（2007）：The 2007 Recommendations of the International Commission on Radiological Protection. ICRP Publication 103. Ann ICRP, 37 (2-4).
2) 日本アイソトープ協会 ICRP 勧告翻訳検討委員会（2009）：ICRP publication 103 国際放射線防護委員会の 2007 年勧告．
https://www.icrp. org/docs/pp103 Japanese.pdf
3) 環境省（2021）：第 3 章放射線による健康影響，第 4 章防護の考え方．「放射線による健康影響等に関する統一的な基礎資料」，p98, pp161-162, p164, p167, pp173-174.
https://www.env.go.jp/chemi/rhm/h29kisoshiryo.html
4) 中島 覚（2019）：第 II 章 17 放射線の健康リスクの考え方．「医療関係者のための放射線安全利用マニュアル 放射線安全管理のプロが語る 60 章」，第 2 版，大学等放射線施設協議会，アドスリー，pp40-41.
5) National Research Council 編（1989），林 裕造，関沢 純監訳（1997）：リスクコミュニケーション—前進への提言．化学工業日報社．

第6章A 放射線の医学利用 （診断・核医学）——知識編

この章のねらい（到達目標）

1 X線を用いた診断について説明できる.
2 超音波検査・MRI検査との違いについて説明できる.
3 CT検査の特徴について説明できる.
4 核医学検査について説明できる.
5 PET検査について説明できる.

　画像診断にはX線単純撮影，超音波検査，CT，MRI，核医学検査，PET検査など種々の画像検査がある．ひとつの検査のみで病変のすべてを把握することは困難である．それぞれ撮像方法や原理が異なり，利点と欠点が存在する．それらを相補的に組み合わせて診断することによって，より正確に病態に迫ることができる．本章ではそれぞれの画像検査について，原理や適応となる疾患，禁忌事項などを解説し理解を深める．

1 ｜ X線の発生と性質

　X線とは原子核外で発生する電磁波のことである．放射線診断や放射線治療に用いられるX線は放射線発生装置にて発生する．放射線発生装置では電子を加速させて物質に衝突させる．すると，特性X線と連続X線または制動放射線とよばれるX線が発生する（図6A-1）[1]．物質を透過する性質があり，X線を感光させる物質が発見され，X線写真が撮られるようになる．1895年11月8日にドイツの物理学者であるレントゲン博士（Röntgen WC）がX線を発見し，この功績により第1回ノーベル物理学賞を受賞した（第1章参照）．

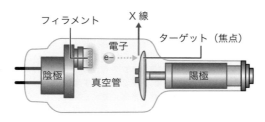

[図 6A-1] X線管の構造とX線の発生

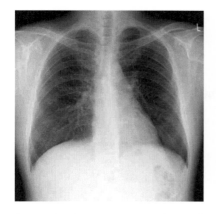

[図6A-2] 胸部X線単純撮影（正常像）

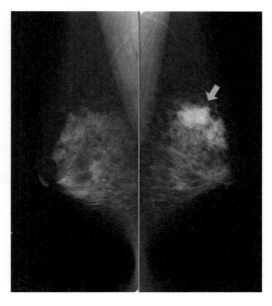

[図6A-3] マンモグラフィー
左乳房に不整形の高濃度腫瘤を認め
（⇨），乳がんの所見である．

2 ｜ X線を用いた診断

X線を用いた検査にはX線単純撮影，消化管造影検査，CT，IVR（血管撮影検査を含む）がある．X線単純撮影は胸部，腹部，骨などを撮像する（図6A-2）．X線による正射影であり，いわば"影絵"である．CTに比べると放射線被ばくも少なく簡便に撮像できるが，情報量はCTに比べると劣る．消化管造影検査はX線透視を用い，バリウム造影剤の挙動を見ながら，消化管内腔の状態を診断する．CTやIVRに関しては後述する．

X線単純撮影が非常に有用なものとして，マンモグラフィーがある．これは乳房を板で圧迫して平たくし，撮像する．高分解能で，微細な乳腺構造や石灰化を描出することが可能であるため，乳がんのスクリーニングに有用である（図6A-3）．

3 ｜ 超音波診断，MRI診断との相違

1）超音波検査

超音波検査は体内に超音波を照射し，反射エコーを画像化するものである．照射された超音波は，一部は透過し，一部は反射エコーとして返ってくる．各臓器や組織により返ってくる反射エコーが異なるため，これを利用して画像化する（図6A-4）．超音波検査は形態診断であるが，リアルタイムに臓器の動きを観察することが可能である．また，ドプラ効果を利用して，血流の観察も可能である．禁忌となる症例はなく，低侵襲で簡便に検査することができる[2]．

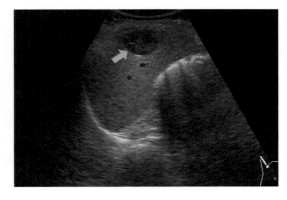

[図6A-4] 超音波検査（肝腫瘤）
肝内に低エコーの腫瘤を認める（⇨）．

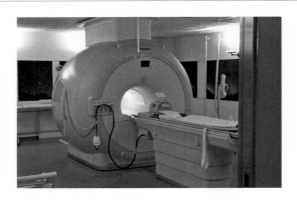

[図 6A-5] MRI 装置

2）MRI（magnetic resonance imaging）検査

　MRI 検査は magnetic resonance imaging の略である．核磁気共鳴現象（nuclear magnetic resonance：NMR）を利用した画像法である．MRI 画像では体内のプロトン（陽子）から発せられる NMR 信号を画像化している．

　プロトンはプラスの電荷をもって回転している．このため，右ねじの法則により磁場が発生している．通常状態ではプロトンはさまざまな向きで回転している．プロトンは静磁場の中に入ると静磁場方向を軸として歳差運動しながら磁場方向に整列する．これを縦磁化という．ここに，ある周波数（ラーモア周波数）のラジオ波を照射すると，縦方向に整列していたプロトンは横方向に倒れ横磁化が生じる．ラジオ波を切ると，プロトンは NMR 信号を出しながら再び縦磁化に戻る．この現象を緩和という．緩和の速度は各臓器や組織によって異なるため，この信号強度の差を画像化している．

　実際の MRI 検査では，患者は対象となる部位に合わせて受信コイルを装着し，装置内の円筒形のガントリーに入る．ガントリー内（および MRI 検査室内）には 1.5 テスラ（T）あるいは 3.0 T といった強力な磁場が発生している（**図 6A-5**）．

3）各検査の違い

　超音波検査も MRI 検査も X 線を発生させない検査であり，放射線被ばくは生じない．

　超音波検査の利点として，機械が小さいため機動性に優れ，診察室や病室での検査が可能である．また，機械は他の装置に比べ安価で，専用の施設を必要としない．欠点としては，広い範囲を観察できないこと，病変の描出能が術者の技量に依存する傾向があることなどがある．

　MRI 検査の利点としては，T1 強調像，T2 強調像，拡散強調像など数多くのシークエンスがあり，情報量が多い．組織分解能に優れ，病変を明瞭に描出することができる（**図 6A-6, 図 6A-7**）．欠点として，MRI は局所の精査には非常に適しているが，全身のスキャンには不向きである．また，強い磁場が生じるため MRI 非対応のペースメーカーなど体内金属の装着者では禁忌となる．問診にて確認することが非常に重要である．この強力な磁場は撮像していない時でもつねに生じていることに注意が必要で，誤解されやすい．MRI 室に

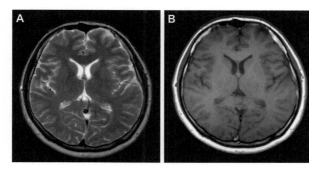

[図 6A-6] 脳 MRI（正常像）
A：T2 強調像．脳脊髄液が高信号を呈する．大脳白質の低信号に対して，
　大脳皮質は軽度高信号を示す．
B：T1 強調像．T2 強調像に比較して濃淡が逆となる．

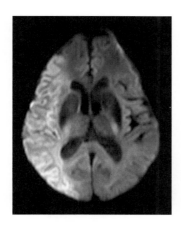

[図 6A-7] 拡散強調像（70 代女
　　　　　性，心原性脳塞栓）
右大脳半球に広範な高信号域を認め，
急性期脳梗塞の所見である．

　入室の際には金属を身につけていないか，金属類の医療器具を持ち込んでいないか，磁気カードを所持していないかなどに注意を払う必要がある．また MRI 装置そのものは非常に高額で，高磁場に対応した専用の施設が必要になる点なども欠点にあげられる．

4｜CT（computed tomography）

1）CT とは

　CT は computed tomography の略である．1972 年に英国の Hounsfield GN（1919-2004）によって開発された．もともと，「3 次元の物体は投影データの無限集合から一意的に再生できる」という数学的な証明に基づいて考案された．すなわち，人体に照射された X 線の投影データをコンピュータ処理で画像として再構成すればよいということになる．このコンピュータ断層像で，これまでのアナログの画像からデジタル画像に変わり，単純 X 線写真のような 2 次元の投影写真から奥行きをもった立体的な画像となったという点で画期的な発明であった．この功績から，Hounsfield はノーベル生理学・医学賞を受賞する．CT 画像における X 線吸収の相対値である CT 値の単位は Hounsfield unit（HU）とされる．

CTは，回転するX線管球と反対側のディテクターとよばれるX線検出器からなるガントリーと，患者が入る寝台から構成される（図6A-8）．患者に照射されたX線は吸収され減衰し，透過する．その減衰し透過したX線がディテクターに感受される．個々の臓器や組織により，透過し減衰したX線は異なる．すなわち，個々の臓器や組織によりX線の吸収率は異なる．これを画像化したものがCT画像になる．X線の吸収値をCT値（HU）として表示する．CT値は水を0HUとして，空気を−1,000HU，骨皮質を1,000HUとし，その他の臓器や組織を水や空気，骨皮質に対する相対的な値としたものである．CT値は低いほど低吸収に（黒く），高いほど高吸収に（白く）表示される．筋肉などの軟部組織は0〜60HU程度，脂肪組織は−80〜100HU程度を示す．骨や石灰化は最大で1,000HU程度と著しい高吸収を示す．甲状腺は正常状態でも高吸収を示すヨードを含むため，90 HU程度と高吸収を示す．病変のCT値を測定することで，含有物質の類推や，後述する造影CTでは造影効果の程度を評価することができる（図6A-9）．

単純CT検査は基本的に禁忌はない．ただし，単純X線写真に比べて情報量が多い分，被ばく線量が多いことを理解する必要がある．

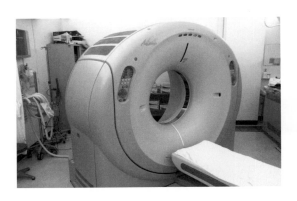

[図6A-8] CT装置

CT値（単位：Hounsfield unit）

■CT画像は各組織のCT値分布図である

水	：0
空気	：−1,000

■人体組織のCT値

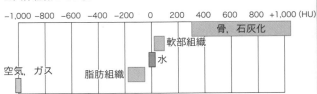
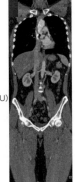

[図6A-9] CT値と組織との関係

2）造影 CT

単純 CT の欠点として組織コントラストが低いという点がある（図 6A-10）．ヨード造影剤を使用することで臓器間の組織コントラストを向上させることができる．また，血管内を高吸収の造影効果として描出させ，血管描出や血流動態を評価することができる．造影ダイナミック CT 検査では病変の造影効果を時相ごとに評価することができ，病変の正確な診断に寄与する．たとえば，肝細胞がんは動脈血流が豊富な腫瘍であるため，腫瘍は動脈相で明瞭に造影され，後期相で周囲の正常肝実質より低造影を示すことで診断が可能になる（図 6A-11）．

造影剤の使用に関しては，副作用を十分に説明し患者の理解を得てから投与する．また造影検査においては造影剤腎症を予防するため，事前の腎機能チェックが重要になる（第 6 章 B 参照）．eGFR が 30 mL/分/1.73 m^2 未満の患者では禁忌になる．eGFR が 30〜45 mL/分/1.73 m^2 では事前に補液，造影剤を減量するなどして腎保護に努める[3]．ビグアナイド系糖尿病薬を内服中の患者では，ヨード造影剤投与した症例できわめてまれに重篤な乳酸アシドーシスが生じたことが報告されており，同薬剤内服者では造影 CT 前の内服を中止する必要がある[4]（第 6 章 B 参照）．

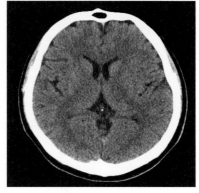

[図 6A-10] 脳単純 CT（正常像）

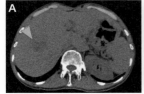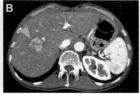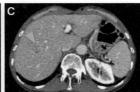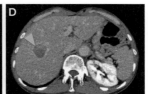

[図 6A-11] 造影肝臓ダイナミック CT
A：単純 CT．肝右葉に低吸収腫瘤を認める（▷）．
B：動脈相．明瞭な造影効果を認める腫瘤（▷）．
C・D：門脈相〜平衡相にかけて，周囲肝実質より低造影の腫瘤が明瞭化している．典型的な肝細胞がんの所見（▷）．

5｜透視，IVR

1）X 線透視

X 線を人体に照射し，透過した X 線を蛍光物質に当てて可視光線を発生させ，観察する方法である．X 線を連続的に照射すれば動画が得られ，体内に投与された造影剤の挙動や後述する IVR におけるカテーテルやコイルなどのデバイスの挙動を観察することができる．しかし，長時間に及ぶ手技では連続的に照射するため患者への放射線被ばくが増加する．また，術者や介助者は患者に当たった X 線から発せられる散乱線の影響を考慮する必要がある．外部被ばくの低減三原則である①時間，②距離，③遮蔽を守る必要がある．で

きるだけ透視時間を少なくし（時間），放射線被ばくは距離の2乗に反比例するため術者や介助者は患者から離れたところで手技を行い（距離），プロテクターを身につけて適切に遮蔽板を利用する（遮蔽）ことが重要になる．

2) IVR (interventional radiology)

　IVR（interventional radiology）は日本IVR学会によると画像下治療と定義され，X線透視，超音波装置，CTなどを利用して画像誘導して行う治療法である（図6A-12）[5]．近年では乳がんの生検術において，組織分解能の高いMRIを用いた生検術を行うこともある．

　おもな手技としては，血管内に挿入されたカテーテルやガイドワイヤーの挙動をX線透視下に見ながら，経カテーテル的に出血などに対する血管塞栓，血管狭窄に対する血管拡張・血栓除去，悪性腫瘍に対する選択的薬剤投与などを行うのが代表的である．その他，超音波装置やCTを用い生検術や膿瘍ドレナージなどを行う手技がある（表6A-1）．手術に比べて，低侵襲的に治療や診断を行うことができる．

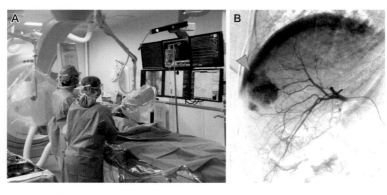

[図6A-12] 肝細胞がんの動脈塞栓療法
A：血管撮影室の様子．
B：肝細胞がんの動脈塞栓療法．肝動脈末梢にマイクロカテーテルを挿入し，濃染する腫瘍を認める（▷）．抗がん剤と塞栓物質を注入し，治療する．

血管系	・動脈塞栓術 ・血管形成術 ・機械的血栓除去術 ・動注化学療法　など
非血管系	・CT下生検（肺腫瘍，腹部腫瘍，骨腫瘍など） ・CT（あるいは超音波）下膿瘍ドレナージ術 ・腫瘍に対するラジオ波焼灼術，凍結療法　など

[表6A-1] おもなIVR手技

　非密封放射性同位元素および放射性同位元素（radioisotope：RI）で標識された放射性医薬品を体内に投与して，腫瘍や炎症の局在を特定するだけでなく，血流評価，臓器の機能評価などを行う．投与された放射性核種からは γ 線が放出され，それをシンチレーションカメラ（ガンマカメラ）で測定し，画像化する．また，標的臓器に集まる性質を利用して，甲状腺がん，褐色細胞腫，神経内分泌腫瘍などでは対象となる放射性医薬品を投与し，放射性同位元素が腫瘍に集積する．そこで内照射を行い，抗腫瘍効果を期待することができる（第 7 章 A・B 参照）．

1）放射性医薬品

　放射性医薬品を標識する放射性同位元素は核種によって半減期が異なり，実際の核医学検査で用いられる核種は半減期が秒単位のものから 1 週間程度のものまでさまざまである．用いる核種の半減期をよく理解しておく必要がある（表 6A-2）．
　また，放射性医薬品は対象になる臓器がさまざまであるため，検査の種類や目的をよく理解しておく必要がある（図 6A-13，表 6A-3）．

放射性核種	半減期	γ 線エネルギー （keV）
クリプトン81m （^{81m}Kr）	13 秒	190
テクネチウム99m （^{99m}Tc）	6 時間	141
ヨウ素123 （^{123}I）	13.3 時間	159
インジウム111 （^{111}In）	67 時間	171, 245
タリウム201 （^{201}Tl）	73 時間	71
ガリウム67 （^{67}Ga）	78 時間	93, 185, 300
キセノン133 （^{133}Xe）	5.2 日	81
ヨウ素131 （^{131}I）	8 日	364

［表 6A-2］おもな放射性核種の半減期

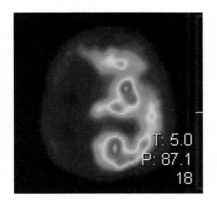

［図 6A-13］^{99m}Tc-ECD による脳血流
シンチグラフィー

70 代女性．右大脳半球の脳梗塞．右大脳半球に広範な集積欠損を認め，血流が途絶していることがわかる．

標的臓器	使用放射性医薬品	目的と対象疾患
中枢神経	^{123}I-IMP	脳血流の評価，脳梗塞，脳症，認知症などの診断．
	^{99m}Tc-HMPAO	
	^{99m}Tc-ECD	
	^{123}I-IMZ	てんかんの焦点診断．
	^{123}I-FP-CIT	パーキンソン病とパーキンソン症候群の診断．
	^{111}In-DTPA	脳槽シンチグラフィー．脊髄くも膜下腔に投与することにより，脳脊髄液の循環動態の評価や脳脊髄液漏出症の診断に用いられる．
内分泌	Na^{123}I	甲状腺に集積する．甲状腺の形態評価，摂取率測定による機能評価，甲状腺機能亢進症/低下症，亜急性甲状腺炎，異所性甲状腺などの診断．
	^{99m}TcO$_4^-$	
	^{99m}Tc-MIBI	副甲状腺腫の診断．
	^{131}I-adosterol	副腎皮質に集積する．原発性アルドステロン症，クッシング症候群，ACTH 非依存性両側性副腎皮質大結節性過形成などの診断．
	^{131}I-MIBG	副腎髄質に集積する．褐色細胞腫の診断．パーキンソン病の診断（交感神経系の評価）．
心臓	^{201}TlCl，^{99m}Tc-MIBI，^{99m}Tc-tetrofosmin	心筋血流，心筋バイアビリティ，再灌流治療の評価，狭心症，心筋梗塞の診断．
	^{123}I-BMIPP	心筋の脂肪酸代謝の評価．
	^{131}I-MIBG	心筋の交感神経機能の評価．心不全の予後や治療効果判定など．パーキンソン病の診断にも用いられる．
	^{99m}Tc-PYP	発症後 12 時間から 2 週間程度の心筋梗塞の判定など．
腎・泌尿器	^{99m}Tc-DMSA	腎静態シンチグラフィー．腎の形態を評価．感染後の腎瘢痕，腎梗塞の評価．
	^{99m}Tc-DTPA/^{99m}Tc-MAG$_3$	腎動態シンチグラフィー．分腎機能評価．腎血流，腎不全，閉塞性尿路障害などの評価．
骨	^{99m}Tc-MDP/^{99m}Tc-HMDP	悪性腫瘍の骨転移評価，骨・関節の炎症評価，骨代謝性疾患の評価．
腫瘍・炎症	^{67}Ga-クエン酸	静注後，72 時間で撮像．腫瘍や炎症巣に集積する．
	^{201}TlCl	甲状腺がん，副甲状腺腫，脳腫瘍，骨軟部腫瘍などに集積する．
	^{131}I-MIBG	褐色細胞腫，神経芽腫に集積する．原発巣や転移の有無の評価．
その他	^{99m}TcO$_4^-$	小腸の異所性胃粘膜であるメッケル憩室の評価．

［表 6A-3］おもな核医学検査と放射性医薬品

2) SPECT（single photon emission computed tomography）

　核医学検査のなかでも，単光子放出断層像である SPECT（single photon emission computed tomography）では，体内から放射される γ 線を患者の周りで多方向から収集し，これを投影データとして画像再構成が行われる．SPECT を用いると，CT や MRI と同様に断層像として 3 次元的に病変部位を把握することが可能になる．脳血流シンチグラフィー，心筋シンチグラフィー，骨シンチグラフィーなど，全身の部位に用いることができる[6]．

3) PET（positron emission tomogaphy）

　PET は positron emission tomography の略である．電子は本来，負の電荷をもつが，陽電子放出核種からは正の電荷をもった陽電子が放出される．陽電子を放出する核種には

フッ素 18（^{18}F），炭素 11（^{11}C），酸素 15（^{15}O），窒素 13（^{13}N）などがある．陽電子放出核種の半減期は ^{18}F が 110 分，^{11}C が 20 分，^{15}O が 2 分，^{13}N が 10 分と非常に短い（**表 6A-4**）．これら核種は短半減期のため，^{18}F を用いた PET 製剤以外は院内のサイクロトロンで製造される．陽電子は非常に不安定で，電子と容易に結合する．陽電子と電子が結合すると対消滅し，その際にそれぞれ 180°方向に 511 keV（キロ電子ボルト）の高いエネルギーの放射線を発する（**図 6A-14**）．この高エネルギー放射線の発せられる位置を特定し，画像化したものが PET 画像である．

　種々の PET 検査があるが，最も使用頻度の高いものは ^{18}F-フルオロデオキシグルコース（FDG）である．FDG はブドウ糖（グルコース）の水酸基のひとつを PET 核種である ^{18}F に置換したものである．FDG はブドウ糖と同様にグルコーストランスポーターにより細胞内に取り込まれ，FDG-6-リン酸に代謝される．ブドウ糖と異なる点として，FDG-6-リン酸は解糖系への代謝が起こらないため，細胞内に集積する．悪性腫瘍や炎症巣では糖代謝が活発なため高集積となる（**図 6A-15**，**図 6A-16**）．

陽電子放出核種	半減期
フッ素 18（^{18}F）	110 分
炭素 11（^{11}C）	20 分
酸素 15（^{15}O）	2 分
窒素 13（^{13}N）	10 分

［表 6A-4］**陽電子放出核種の半減期**

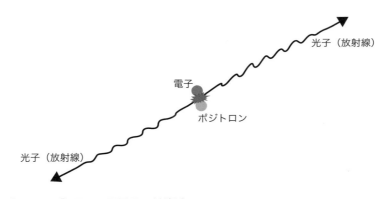

［図 6A-14］**電子と陽電子の対消滅**

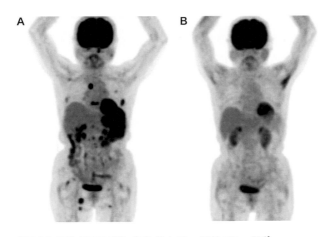

［図 6A-15］**PET 画像（70 代女性，悪性リンパ腫）**
A：治療前．胸部や腹部，鼠径部に多発の高集積巣を認める．
B：治療後．異常な高集積は消失し寛解したと考える．

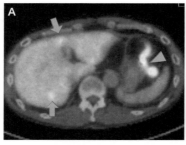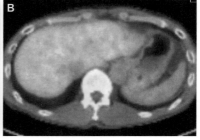

[図 6A-16] PET-CT 画像（50 代男性，胃がん）

A：治療前．胃大弯に高集積を認める（◁）．肝内にも結節状の高集積が散見され，多発肝
　　転移が疑われる（⇒）．

B：化学療法後．同部の高集積は消失している．

悪性腫瘍	他の検査や画像診断により悪性腫瘍の病期診断，転移・再発の診断が確定できない場合．ただし，早期胃がんでは保険適応とならない
てんかんの焦点	難治性部分てんかんで外科切除が必要とされる場合
心疾患	・虚血性心疾患による心不全症例の心筋バイアビリティの評価（ただし，他の検査で判断困難なものに限る） ・心サルコイドーシスの診断
大型血管炎	すでに大型血管炎の診断がついているもののうち，他の検査で炎症の局在や炎症の活動性が判断できないもの

[表 6A-5] FDG-PET 検査の保険適応

　集積の程度は standerdized uptake value（SUV）を用いて半定量的に評価する．これは体内全体に均一に FDG が集積した場合を 1 とした場合，病変部に何倍集積したかを示す値である．この値が高いほど病的意義は高い．また，同時に CT を撮像する PET-CT 検査では，病変の解剖学的局在をより詳細に描出することができる．

　FDG-PET 検査を行う際には注意を要する点がいくつかある．高血糖状態ではブドウ糖と競合するため，低集積になる．5 時間程度の絶食を守らせ，検査前血糖値として 200 mg/dL 以下にすることが望ましい．また，インスリン投与後や経口糖尿病薬服用後では筋肉への集積が亢進する．FDG の集積では気温の影響も受ける．寒冷な状況では褐色脂肪細胞への集積が亢進するため，暖かな環境で検査を行う．

　FDG-PET 検査は保険診療上，適応が限定される．悪性腫瘍の原発巣や転移巣の診断，てんかんの焦点診断，虚血性心疾患における心筋バイアビリティの評価，心サルコイドーシスの診断および大血管炎の診断に限られる（表 6A-5）[7]．

本章のまとめ

● **X 線を用いた診断**は広く医療の各分野で使われている．X 線単純撮影では，1 回の**被ばく線量は多くはないが，情報量も限られる**．

● **超音波検査**は**被ばくの心配もなく汎用性，機動性，リアルタイム性に優れた方法**である．

● **MRI 検査**は**被ばくの心配もなく，情報量も多いが，撮像時間がやや長い**．

●**CT 検査**は得られる**情報量も多く**，優れた画像診断法であるが，**被ばく線量には注意が必要**である．

●**核医学検査**は**放射性医薬品**を用いる画像検査で，**体内分布が可視化**できる．

●**PET 検査**は**一度に全身のがん細胞の代謝状態などを把握**できる優れた画像診断法であるが，**被ばく線量には注意が必要**である．

文献

1) 細井義夫，神田玲子編著（2020）：放射線健康リスク科学．インプレス R&D，pp20-21．
2) 青木　学，氏田万寿夫・他（2016）：系統看護学講座別巻　臨床放射線医学．第 9 版，医学書院，pp92-95．
3) 日本腎臓学会，日本医学放射線学会・他編（2018）：腎障害患者におけるヨード造影剤使用に関するガイドライン 2018．東京医学社，pp12-15．
4) 日本医学放射線学会（2018）：ヨード造影剤（尿路・血管用）とビグアナイド系糖尿病薬との併用注意について．
　http://www.radiology.jp/member_info/safty/20181219.html
5) 日本 IVR 学会（2018）：IVR って，なに？
　https://www.jsir.or.jp/shimin/what_ivr/
6) 久田欣一監修，利波紀久，久保敦司編著（1999）：最新臨床核医学．改訂第 3 版，金原出版，pp55-56．
7) 日本核医学会（2020）：FDG PET，PET/CT 診療ガイドライン．
　http://jsnm.org/wp_jsnm/wp-content/uploads/2018/09/FDG_PET_petct_GL2020.pdf

第6章B 放射線の医学利用
（診断・核医学）—看護職の役割

この章のねらい（到達目標）

1 放射線検査，IVR を受ける患者に対する精神的ケアについて説明できる．

2 核医学検査を受ける患者の看護の留意点について説明できる．

3 核医学検査に伴う職業被ばくを低減する方法について説明できる．

4 造影剤による副作用への対応について説明できる．

5 患者急変時の対応について説明できる．

　放射線を利用した検査には，X 線単純撮影・CT・透視などの外部線源から照射される放射線を用いた検査と，放射性物質を含む放射性医薬品を体内に投与する核医学検査がある．本章では，放射線検査に関する患者ケアの一般的な留意事項について述べた後に，とくに体内に放射性物質を投与する核医学検査の際の留意事項について述べる．その後，放射線検査に付随する留意事項として，造影剤，IVR，急変時の対応などを取り上げる．

1 ｜ 放射線検査に関する患者の理解度の確認

　放射線検査を受ける患者に対する看護師の重要な役割のひとつは，患者と家族が安心して検査を受けられるよう支援することである．心理的身体的に患者と最も近い距離にある看護師には，患者と家族が放射線検査について理解し，主体的に診療行為の決定に参画できるよう，わかりやすく説明できる能力が望まれる．そのため，看護師は患者の理解度の確認を行う必要がある．具体的には，可能なかぎりインフォームドコンセント（説明と同意，IC）に同席し，患者が IC の内容をどのように理解したか，患者自身の言葉で話してもらう．真にわかりやすい説明とは，患者の理解度に応じた的確な説明と患者の求めに応じた必要十分な情報提供にほかならない．

　放射線検査の受検とその選択に際しても，患者と家族が医療従事者と話し合い，その内容を決定していくことが重要である．したがって IC が不可欠であり，放射線検査に関する患者への説明とともに，患者へは「同意書」への署名を求める医療機関が増えている．一方で，放射線検査に関する医師から患者への説明に関する調査[1]では，「事前に医師から放射線被ばくについて説明を受けたことがあるか」という問いに対し80％以上の患者は「説明を受けたことがない」と回答した．また，検査前に「被ばくに関する説明を患者に対して行うか」という問いに対して「説明する」と回答した医師は30％に留まっていた．患者は検査による放射線被ばくのリスクを負うため，それについて説明を受ける権利があ

る．医療従事者は放射線による健康影響のリスクが生じる被ばく線量，検査による被ばくのメリット・デメリットなどについて理解したうえで，以上をふまえた説明を十分に行う必要がある．

2 ｜ 放射線検査を受ける患者の個々の背景をふまえた精神的ケア

看護師には放射線検査に関する知識の習得はもちろんのこと，個々の患者が真に必要としている情報は何かを導き出し，疑問に対応できる情報を提供して放射線検査を受ける患者の不安軽減を図る能力が求められる．したがって，患者の背景により不安の内容と検査の方法が異なるため，看護師は患者一人ひとりの背景と検査目的を把握しておくことが望ましい．

たとえば，一般健康診断の結果を受けて二次精密検査を受ける患者の場合には，検査への不安に加えて新たな病気の可能性に対する不安などが推測される．一方，がん治療中に治療効果判定のための検査を受ける場合には再発への不安などが推測される．また，X線単純撮影，透視，CTなどの検査を短期間に続けて受けたことから，検査に伴う被ばくにより新たに健康影響が生じるのではないかと不安を訴える患者，核医学検査に際し放射性物質を体内に投与されることを不安に思う患者もみられる．CT検査を受ける患者の思いに関する報告[2]によると，患者は「検査の有用性と検査のリスク認知を推し量り，抵抗感や不安をもちながらもある程度は仕方がないとあきらめ，許容するという反応を経験していた」「医師や医療への信頼が根底にあり，検査を受けるという行動を可能にしていた」とある．看護師は患者一人ひとりの思いを想像しながら，患者と信頼関係を築き，患者が放射線検査について心から理解し，納得して主体的に検査を受けることができるようかかわっていく必要がある．

3 ｜ 核医学検査における看護職の役割

核医学検査は，放射性物質を含む放射性医薬品を体内に投与して行う検査である．そのため，放射性医薬品が投与された患者は放射線源となる．放射性物質を投与する際，検査に用いる放射性医薬品の取り扱いは法に基づき管理される．しかし，患者の体内の放射性物質は患者に投与された直後から法規制の対象ではなくなる．したがって，患者とその周囲の人びとへの被ばくや環境の汚染などについては，患者自身あるいは核医学検査にかかわる医療従事者が配慮していかなければならない．また，核医学検査にかかわる医療従事者は業務に伴い職業被ばくが生じるため，被ばく線量を低減するための努力を自ら行う必要がある．

1）核医学検査に関する一般的な注意事項

核医学検査は原則予約検査で行われる．これは，患者に投与予定の放射性物質が時間経過とともに減衰してしまう（物理学的半減期）ためであり，患者が検査予約時間に遅れた場合には検査が施行できなくなる可能性がある．また，検査薬投与から撮像までの至適時

間も，核医学検査に用いる放射性物質の種類と検査内容によって多岐にわたる．したがって，核医学検査にかかわる看護師には，それぞれの検査概要と留意点を理解し，それを患者にわかりやすく説明し，患者が確実に安全に検査を受けられるよう指導する役割がある．

核医学検査に用いる放射性医薬品も薬剤の一種であり，他の薬剤と同様に投与後に副作用が生じる可能性がある．そのため，放射性医薬品投与後も継続した患者観察が必要である．日本アイソトープ協会の報告[3]によると，核医学検査における副作用の発生率は0.0018％（投与10万件あたり1.8件，2020年度調査）であった．副作用の症状としては，発疹，皮膚発赤，気分不良・不快感，悪心・嘔気，血圧低下，発汗，掻痒感などであったが，いずれも非重篤な症状に分類されていた．

2）患者周囲の人びとの被ばく線量低減（放射線防護）

放射性医薬品投与後の患者は放射線源となる．患者のみならず，患者に接する周囲の人びとが被ばくする可能性があるため，家族ならびに医療者への配慮が必要である．

放射線管理の原則として，被ばく線量は合理的にかつ可能なかぎり無理なく低減することが望ましく（As Low As Reasonably Achievable：ALARAの原則），とくに放射線への感受性が高い小児と胎児を宿す妊婦において配慮が必要である．FDG-PET検査における安全確保に関するガイドライン[4]では，PET検査に多く用いられるフッ素-18-FDG（^{18}F-FDG）を用いた検査について「FDG投与後2時間以内は，放射線に影響を受けやすい妊娠中の女性および10歳未満の小児との接触時間を短くし，また距離をとるよう指導する」こととされている．

なお，放射性物質の量（Bq）が，物理学的半減期および患者の代謝による生物学的半減期により減衰するのにしたがい，患者周囲の放射線線量率（Sv/時）も時間とともに減少していく．また，核医学検査後の患者からの被ばくは比較的低線量であるため，それによって周囲の人びとに健康影響が出現する可能性はきわめて低いと考えられる．

3）患者の尿などの取り扱い（汚染拡大防止）

核医学検査で投与された放射性医薬品の多くは，比較的短時間のうちに患者の尿中に排泄される．そのため，核医学検査後の尿を膀胱に溜めたままにしておくと，膀胱および膀胱周囲の臓器が受ける被ばく線量が増加する原因となる．したがって，核医学検査を受けた患者には飲水と頻回の排尿を促し，被ばく線量低減を図る．

核医学検査後の患者の尿は，放射性物質が含まれているため汚染源となりうる．患者には，汚染拡大防止の観点から，排尿後は石鹸と流水で十分に手洗いするよう説明する．また，医療従事者が患者の尿を処理する際には，スタンダードプリコーション*に準じて個人防護具（ディスポーザブルエプロン，マスク，フェイスシールド，ディスポーザブル手

---

*スタンダードプリコーション（標準予防策）とは，感染症の有無にかかわらず，すべての患者の血液・体液・汗以外の分泌物・排泄物・損傷のある皮膚・粘膜などは感染性の病原体を含む可能性があるという感染症対策の基本原則に基づいて行われる標準的な予防策のことである．そのおもな内容は，手指衛生（手洗い，手指消毒），個人防護具（手袋，マスク，ガウンなど）の使用，呼吸器衛生（咳エチケット）などである．

授乳停止期間	放射性医薬品
3 週間以上[※1]	ガリウム-67，ヨウ素-131-NaI，ヨウ素-131-MIBG
3 週間以上[※1,2]	ヨウ素-123-BMIPP，ヨウ素-123-MIBG，ヨウ素 123-NaI
48 時間	タリウム-201
12 時間	テクネチウム-99m-MAA
不要[※3]	テクネチウム-99m-リン酸塩，テクネチウム-99m-HMPAO，テクネチウム-99m-ECD，テクネチウム-99m-MIBI，テクネチウム-99m-PYP，テクネチウム-99m-テトロホスミン，テクネチウム-99m-MAG，テクネチウム-99m-DMSA，テクネチウム-99m-DTPA，テクネガス
不要	フッ素-18-FDG，クリプトン-81m ガス

※1：少なくとも 3 週間は停止しなければならないが，3 週間以上の授乳停止は授乳状態を維持すること自体が困難となる．→ 授乳を中止する
※2：ヨウ素-123 以外のヨード放射性同位体の混入の影響を考慮して 3 週間以上としている．
※3：停止不要とするテクネチウム-99m 製剤は，フリーのテクネチウム-99m がまったくない場合を想定している．より安全性を考慮するなら，4 時間の授乳停止（授乳 1 回分の停止）が勧められる．

[表 6B-1] 核医学検査を実施した際の授乳を控える期間
(ICRP (2015)：Radiation Dose to Patients from Radiopharmaceuticals：A Compendium of Current Information Related to Frequently Used Substances. ICRP Publication 128. Ann ICRP, 44(2S)：319-321. より作成)

袋など）を装着し，尿が医療従事者の手指などの身体に直接付着しないよう配慮するとともに，処理後は石鹸と流水で十分に手洗いを行うことで，汚染拡大防止を図る．

4）授乳中の女性が核医学検査を受ける場合の留意点

　看護師は検査前に患者が授乳中であるか確認し，該当する場合には，検査薬に応じた授乳停止期間などの注意点について患者に説明する．授乳中の女性が核医学検査を受ける場合，放射性医薬品の種類に応じて授乳を控えるべき期間があることに留意する（表 6B-1）．検査薬によっては乳汁中に分泌しやすいものがあるため，表 6B-1 にしたがい，乳汁からの乳児の被ばくを避ける．なお，検査実施の可否については事前に授乳の一時的停止が可能かなどを確認し，検査によるメリットとデメリットを十分考慮したうえでなされなければならない．

5）職業被ばくの低減（放射線防護）

　放射性医薬品投与後の患者は放射線源となるため，看護師は患者ケアに伴い被ばくを受けるが，これは「職業被ばく」に分類される．患者あるいは患者の排泄物から受ける被ばくは比較的低線量であるため，それにより健康影響が出現する可能性はきわめて低いが，合理的に可能な限り自身の被ばく線量を低減することが望ましい（ALARA の原則）．外部被ばくの低減三原則「距離・時間・遮蔽」を遵守することにより，外部被ばく線量の低減を図る．

[1] 距離の確保
　被ばく線量は線源からの距離の 2 乗に反比例（線源との距離が 2 倍になれば線量は 4 分

の1に，3倍になれば9分の1に減少）する．したがって，放射性医薬品投与後の患者から適切な距離をとることによって被ばく線量を低減できる．患者と接する際には，可能であれば1歩下がるなどこまめに距離をとる工夫をする．

[2] 時間の短縮

被ばく線量は線源とかかわる時間に比例して増加する．したがって，放射性医薬品投与後の患者とかかわる時間を可能なかぎり短縮することによって被ばく線量を低減できる．たとえば，患者に接する前に，あらかじめ行うケアの内容をシミュレーションすることで，ケアにかかる時間を短縮することができる．また，ケアを分担することで，個人の被ばく線量を低減できる．

[3] 遮蔽物の活用

線源と身体の間に遮蔽物を置くことで，放射線の一部が遮蔽物に吸収されるため被ばく線量を低減できる．放射線防護衝立を患者と検査担当者の間に設置することで，被ばく線量を低減することができる．

放射線検査で用いられる鉛入りの防護エプロン（0.25mm相当量以上の鉛を含んだ防護エプロン．重量約2kg以上）はX線およびその散乱線を遮蔽することで被ばく線量を低減する．だが，核医学検査に用いるγ線は比較的エネルギーレベルが高いため，防護エプロンによる遮蔽効果は低い．そのため，核医学検査の患者ケアにおいて防護エプロンは有効ではない．また，防護エプロン装着による身体的負担により，ケア時間が延長し被ばく線量が増加する可能性がある．したがって，核医学検査後の患者ケアに際しては，おもに「時間・距離」に配慮することで職業被ばく線量の低減を図ることが推奨される．

Column

核医学検査のために放射性医薬品を投与された患者のおむつなどの取り扱い[5]

投与された放射性物質	半減期	回収期間（投与時から）	保管期間（投与時から）
テクネチウム-99m	6 時間	投与日	3 日
ヨウ素-123	13.2 時間	24 時間	3 日
タリウム-201	3 日	7 日	14 日
ガリウム-67	3.3 日	7 日	14 日

※回収期間，保管期間は，投与された放射性医薬品の量，尿中への放射性医薬品の排泄量，放射性物質の半減期の長さなどを参考に算出された値である．

・放射性医薬品を投与された患者のおむつは，感染性廃棄物と同様に扱う．
・おむつは感染性廃棄物回収容器に入れて，病棟内の一時保管場所（人が立ち入ることの少ない汚物室など）で回収期間の間，保管する．
・回収したおむつは，院内で定めた廃棄物保管場所へ移し，廃棄物収納箱に入れて保管期間の間保管後，バックグラウンドレベルであることを確認のうえ，その結果を記録し通常の手順に従って業者に引き渡す．

4 │ 造影剤による副作用

　放射線を利用した医療画像診断は，放射線透過率の物質による違いが画像上にコントラストとして反映されることを利用して行う．造影剤は，画像のコントラストを鮮明にすることで特定の臓器や組織を強調するために用いられる医薬品である．CT 検査，MRI 検査の他，上部・下部消化管検査や超音波検査などさまざまな画像診断に用いられ，比較的安全性が確立されているが，まれに副作用を起こすことがある．ここでは CT 検査などで広く用いられているヨード造影剤とその副作用について，その発症時期と重症度の観点から述べる．

1) 急性副作用

[1] 重症度分類

　ヨード造影剤による副作用の多くは投与後数分以内に生じる急性副作用である．急性副作用症状のうち頻度が高いものは，皮膚症状（蕁麻疹・紅潮など），消化器症状（悪心・嘔吐など），上気道症状（くしゃみ・せきなど）である．一方，頻度は低い（0.1％未満）[6]が，致死的な症状としてアナフィラキシー・アナフィラキシー様反応が発生することがあるので十分注意を要する．

　おもな急性副作用を重症度別に分類する（表 6B-2）．掻痒感や紅潮などの症状は軽症に分類されるが，重症副作用の前駆症状である可能性がある．そのため，軽症であっても，注意深く患者観察を継続する必要がある．

○アナフィラキシー・アナフィラキシー様反応[7]

　アナフィラキシーとは免疫学的機序により生じる全身的なアレルギー反応のことであり，①原因物質（抗原）により感作される準備期間を経た後に，②原因物質が再び生体に接触した時に過大な反応が出現することがある．一方，ヨード造影剤の副作用は，過去にヨード造影剤の投与歴がない初回患者においてもみられることがある．これは，非免疫学的な機序により生じる全身的なアレルギー反応として「アナフィラキシー様反応」に分類される．実際には，アナフィラキシーとアナフィラキシー様反応を区別することは困難であり，症状や対処法もほぼ同じことから両者を区別せずに扱うことが多い．

　アナフィラキシー様反応は，表 6B-2 のように多様であるが，急速に進行し生命に危機

軽症	中等症	重症
悪心	一過性意識喪失	低血圧性ショック
嘔吐（1 回）	嘔吐（遷延）	肺水腫
蕁麻疹（一過性）	蕁麻疹（遷延）	呼吸停止
掻痒感	顔面浮腫	心停止
紅潮	喉頭浮腫	けいれん
発汗	気管支攣縮	

[表 6B-2] 造影剤による急性副作用の症状と重症度別分類

（尾﨑　裕・他（2016）：造影剤の急性副作用とその対応．「改訂版超実践知っておきたい造影剤の副作用ハンドブック」．桑鶴良平編著，ピラールプレス，pp14-40.）

をきたす重篤な反応であることがある．また，アナフィラキシー様反応は造影剤の投与量とは無関係に発生しうるため，極少量の投与であっても数分以内に生じ，死に至ることがある．

[2] 発生頻度

　造影剤のうち，最も頻用されているヨード造影剤による副作用の発生率を調査した結果を表 6B-3 に示す．ヨード造影剤にはイオン性と非イオン性の 2 種類があるが，現在使用されている造影剤の多くは非イオン性造影剤である．非イオン性造影剤の副作用発生率は投与全体の約 2〜3％とされている[7]．なお本調査では，上述のアナフィラキシー様反応が疑われる場合であっても，他の主たる症状（心停止，意識喪失など）に分類されている可能性がある点を留意されたい．

　造影剤投与時に，投与量や投与速度に応じて高頻度で熱感が出現するが，紅潮などを伴わない一過性のものは副作用とはみなさないのが一般的である．

　わが国の調査によると，推計 7,300 万例の非イオン性ヨード造影剤を用いた検査のう

(%)

副作用	非イオン性	イオン性
紅潮	0.16	1.12
血圧低下	0.01	0.1
心停止	<0.01	<0.01
意識喪失	<0.01	0.02
悪寒, 戦慄	0.03	0.09
掻痒感	0.45	2.97
皮疹（蕁麻疹）	0.47	3.16
悪心	1.04	4.58
嘔吐	0.36	1.84
せき	0.15	0.58
嗄声	0.02	0.09
呼吸困難	0.04	0.17
くしゃみ	0.24	1.65
胸痛	0.03	0.09
腹痛	0.02	0.11
動悸	0.06	0.2
総副作用	3.13	12.66
重篤	0.004	0.04
死亡	<0.01	<0.01
対象患者数	168,363 人	169,284 人

[表 6B-3] ヨード造影剤の急性副作用とその頻度
(Katayama H, et al (1990)：Adverse reactions to ionic and nonionic contrast media：A report from the Japanese Committee on the Safety of Contrast Media. Radiology, 175：621-628.
尾﨑　裕・他 (2016)：造影剤の急性副作用とその対応．「改訂版超実践知っておきたい造影剤の副作用ハンドブック」，桑鶴良平編著，ピラールプレス，pp14-40．を参考に作成)

ち，重篤な副作用の発生率は 0.004％であった[8]（ここでの重篤の定義は死亡もしくは後遺障害，副作用のために入院治療を必要としたもの）．また，呼吸困難・急激な血圧低下・心停止・意識消失のいずれかにより治療を必要とした重症例の発生率が 0.04％とする報告もある[6]．したがって，造影剤による重篤な副作用の発生頻度はきわめて低いが，その可能性は 0 ではないため十分な注意が必要である．

2）遅発性副作用

ヨード造影剤による遅発性副作用は，造影剤投与直後に副作用がなく，投与 1 時間後から 1 週間後までに生じるもの[9]とされている．症状の多くは皮膚症状（発疹，紅斑，掻痒感など）で，他に悪心，嘔吐，頭痛，発熱，筋肉痛，めまい，全身倦怠感などの不定愁訴がある．まれではあるが，重篤な症状として，けいれん，意識障害，ショック状態，肺水腫などが存在する．

遅発性副作用が発生する前に行うべき対策として，検査 IC 時に，遅発性副作用が起こりうることを注意事項として患者に説明し認識してもらうことが重要である．また，何らかの症状が生じた場合には医療機関に連絡するよう説明する．

遅発性副作用の治療法は対症療法が中心である．発生した際は，患者から症状を経時的・定期的に入手・記録し，改善しない場合は来院するよう説明する．

3）造影剤副作用の危険因子

[1] 副作用発生の危険因子とアレルギー歴

ヨード造影剤投与時の急性副作用発生における危険因子を示す（**図 6B-1**）．副作用発生の危険因子は副作用の重症度によらず共通であることが特徴としてあげられる．とくに，副作用歴がある場合の総副作用の発生率は副作用歴なしの場合と比べて約 5 倍高いとされ

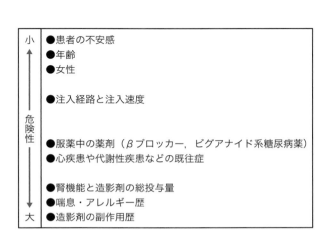

[図 6B-1] ヨード造影剤急性副作用の危険因子
(Liccardi G, Lobefalo G, et al (2008)：Strategies for the prevention of asthmatic, anaphylactic and anaphylactoid reactions during the administration of anesthetics and/or contrast media. J Investig Allergol Clin Immunol, 18(1)：1-11.)

る[6]．また，アレルギー歴の種類がアトピー性皮膚炎，喘息，花粉症，薬物アレルギー，食物アレルギーなどのいずれの場合も，アレルギー歴がない場合よりも副作用の発生率が高い傾向にある．とくに喘息のアレルギー歴を有する患者では重篤な副作用の発生率が最も高く，アレルギー歴のない場合に比べ約8倍高い[6]．アレルギー歴がある患者，とくに喘息の既往がある患者が造影剤を用いた検査を受ける場合には注意が必要である．

[2] 腎障害患者への対応

　造影剤は腎臓から尿として排出されるため，腎機能が低下している患者にヨード造影剤を投与する場合には腎障害の増悪に対する注意が必要である．これまでの造影剤腎症（CIN）という概念は，近年，造影後急性腎障害（post contrast acute kidney injury：PC-AKI；造影剤投与後48〜72時間以内の血清クレアチニン値が，0.3 mg/dL以上の上昇もしくは1.5倍以上の上昇を示した状態）という概念で定義されるようになった[9]．PC-AKIの発症リスクは腎機能低下に応じて増加するため，造影剤を用いた検査の前に腎機能を評価することが重要である．PC-AKIの診断には血清クレアチニン値を用いるが，腎機能の評価は血清クレアチニン値から算出される推算糸球体濾過量（eGFR）で行うことが推奨される．血清クレアチニン値は腎機能の理想的な指標ではなく，腎機能の低下を見逃す可能性があるとされている[9]．

　PC-AKIのリスクがある患者では，その発症予防を目的として，造影検査前後に生理食塩水の輸液が推奨される[9,10]．造影CT検査など静脈から造影剤を投与する場合，eGFR＜30 mL/分/1.73 m^{2}を目安[10]とし，医師の指示に基づき輸液を行う．

[3] ビグアナイド系糖尿病薬内服中の患者への対応

　腎機能が低下している患者でビグアナイド系糖尿病薬を内服している場合，ヨード造影剤投与により重篤な乳酸アシドーシスを起こすことがある．ビグアナイド系糖尿病薬はおもに肝臓における乳酸からの糖新生を抑制することによって血糖を低下させている．そのため，造影剤投与により腎機能が低下した場合，ビグアナイド系糖尿病薬の腎排泄が減少し，過量投与に準じた病態となり，血中濃度が上昇することが原因と考えられている．乳酸アシドーシスが発症することはきわめてまれではあるが，いったん発症すると予後は不良であり，致死率も高い．

　欧州泌尿生殖器放射線医学会（European Society of Urogenital Radiology：ESUR）のガイドライン[9]では，造影剤投与前にeGFRで腎機能を評価し，重度の腎機能低下（eGFR＜30 mL/分/1.73 m^2）を認めた場合には，造影剤投与時からビグアナイド系糖尿病薬の服用を休薬し，また，造影剤投与48時間後のeGFRで腎機能が有意に変化していないかを確認してから内服を再開するべきとしている．腎機能が正常な場合，乳酸アシドーシスの危険性はきわめて低いが，造影剤投与により予期せぬ腎機能低下をきたす可能性もあるため，国内のガイドライン[10]では，「緊急検査時を除きビグアナイド系糖尿病薬を一時的に休薬するなど，適切な処置を行うこと」が推奨されている．具体的な休薬期間は，造影剤投与予定日の前後48時間としている施設が多い印象である．

4）造影剤を用いた検査を受ける患者への説明と同意（IC）

　造影剤を用いた検査を行う場合には，一定の割合で副作用が発生する可能性があるため，検査で得られる利益とその危険性について患者に十分に説明し，同意を得てから検査を施行しなければならない．患者へのICに際しては，患者に造影剤副作用発生の危険因子（造影剤による副作用歴，アレルギー歴，喘息の既往など）がないか事前に確認をしておく（図6B-1）．また，ICにおいては，造影検査実施の有無にかかわらず，造影剤を用いない場合の代替検査の方法についても説明が必要である．ICにおいて看護師の役割を果たすためには，検査や造影剤に関する知識の習得のみならず，真に患者が必要としている情報の把握とその提供，疑問への対応により患者の不安の軽減を図るとともに，患者の意思決定を支えていくことが大切である（p78「放射線検査に関する患者の理解度の確認」，p79「放射線検査を受ける患者の個々の背景をふまえた精神的ケア」参照）．

5）副作用発生に備えた医療体制の確立

　現在のところ，造影剤による副作用の発生を予防するための確立された方法はなく，とくに重篤な副作用を確実に予防しうるものはない．したがって，副作用が発生してから準備を始めるのではなく，副作用が発生する前から準備をしておくことが重要と考える．

　放射線検査室の看護師は，検査前までに同意書の有無を確認するとともに，造影剤副作用発生の危険因子の確認，腎機能の評価（eGFRの確認）を患者個々に対して行い，リスクの高い患者（図6B-1）を事前に確認しておく．検査当日は，患者の体調，造影剤使用歴，造影剤副作用の有無，喘息の有無などを問診し，再度造影剤のリスク評価を行う．患者に対し，検査時の注意点とあわせて，造影剤注入時は熱感が生じること，その他に症状が出現した場合にはすぐに医療者に伝えることを説明し，患者からの協力を得るとともに，検査中の患者を詳細に観察する．上記の患者に関する情報は，検査担当の医師，診療放射線技師などと共有し，安全・円滑に検査を施行できるよう配慮する．

　副作用はいかなる患者にも起こりうるという心構えをもつこと，発生後はすぐに対応できるようつねに備えておくことが，われわれが事前に講じられる造影剤副作用対策として重要と考える．副作用が発生した場合，その重症度に応じて経過観察から対症療法を行うが，重篤な場合への対応については，後述のp88「患者急変時の対応」を参照されたい．

5 ｜ IVRにおける看護職の役割

　IVRを受ける患者は意識下で比較的侵襲的な検査を受ける．IVRはまた，患者にとって馴染みの浅く経験の少ない検査法であることが多く，新しい検査法に期待をもつ反面，未知の体験に対するさまざまな不安をもっている[11]．そのため，IVRに従事する看護師は，患者の身体的苦痛とともに，精神的苦痛にも配慮する必要がある．ここでは，IVRにおける看護職の役割のうち，とくに患者への精神的ケアを中心に述べるが，ここでも，医師，診療放射線技師，看護師などが連携し，患者を中心とした多職種のチームとして取り組むことが重要である．

1）IVR 術前オリエンテーション[12]

　IVR 術前オリエンテーションの目的のひとつは，患者と家族の不安を軽減し安心して検査に臨めるよう支援することである．局所麻酔で行う IVR は意識下での検査となるため，患者と家族は上述のように多様な不安を抱えている．とくに検査中の痛みや検査後の安静度について不安・疑問を抱く患者も少なくない．オリエンテーションでは，検査前はどのような準備が必要か，検査はどのように進んでいくか，検査後はどのような状態になるか，求められる安静度はどの程度かなど，検査前・中・後の状態について患者と家族が具体的にイメージできるよう説明する必要がある．また，説明後は，患者や家族が検査に対してどのように理解しているかを確認することが重要である．それにより，患者の抱える漠然とした不安を具体化し解決することで，より一層の不安の軽減を図る．

　一方，過去に繰り返し IVR を受けている患者に対しては，過去の検査体験に基づく不安にも配慮する．たとえば「痛みが強かった」「寒かった」体験をもつ患者は，同様の経験を繰り返す不安を抱えていることが予想される．そのためオリエンテーションでは，前回の検査の様子を患者から聞き取り，患者個々の不安を確認し，その対応策を患者とともに検討・共有することで不安軽減を図る．そして，オリエンテーションで得られた情報を多職種間でも共有することで医療チーム一丸となって精神的ケアにも取り組むことが可能となる．

2）IVR 室での患者の不安軽減[13]

　IVR 室では，短時間で信頼関係を形成できるよう患者と意識的にかかわり，患者が安心・安全に検査に臨める環境を整える．IVR 室はスタッフ全員が一様の術衣，プロテクター，マスク，帽子，ゴーグルなどを装着しており，誰がどの職種か，一目ではわからない特殊な環境である．患者入室時に自己紹介し，まずはその場に看護師がいることを認識してもらうことが重要である．検査中は，医療者からの一方的なアプローチとならぬよう留意した声かけや説明を行い，患者との双方向の対話を通じて，患者のニーズを見極めることが大切である．また，適宜タッチングなどを行い，不安の軽減を図る．

6 | 患者急変時の対応

　放射線検査を行う部署においては，通常の患者急変対応に加えて，とくに造影剤の副作用による患者の急変に遭遇する可能性が一定の割合で存在する．患者が急変し蘇生が必要な際にもすべてのスタッフが同じように，的確かつ迅速に対応できるよう，日常から対応手順を標準化し，それを関係者間で共通理解しておくことが重要である．患者急変時の院内救急蘇生チーム招集の連絡先をスタッフの目に付くところに掲示しておくことも有効な対策である．看護師は，蘇生に必要な医薬品や医療機器を日常業務の一環として維持・管理し，検査開始前には上記を確認することで万が一の急変に備えておく．事前準備は，患者急変時に的確かつ迅速な対応を可能にする大切な業務のひとつである．

　核医学検査に関連した急変対応においては，患者が放射線源となるため，医療者であっ

てもどのように急変対応してよいか迷うことが予想される．核医学検査を受けた患者であっても，蘇生優先という急変対応の原則に変わりはない．その際には，無用無益な職業被ばく・汚染を低減・管理するために，急変対応者はポケット線量計を装着し被ばく線量をモニターするとともに，スタンダードプリコーションを徹底することで救急処置に際して接触した患者の血液・尿から受ける汚染の影響を回避する．また，核医学検査を受けた患者の急変に対する対応手順をマニュアル化し，万が一の場合にも適切に対応できるよう準備しておくことが望ましい．

本章のまとめ

◉ 看護師には，**患者と家族が放射線検査について正しく理解し主体的に検査を受ける**ことができるよう，**わかりやすく説明できる能力**をもつことが望まれる．

◉ 看護師には，**放射線や放射線検査に関する知識**を習得するとともに，個々の**患者が真に必要としている情報は何か**を導き出し，**疑問に対応できる情報を提供**することで放射線検査を受ける**患者の不安軽減を図る**ことが求められる．

◉ **核医学検査を受けた患者は放射線源となる**．

◉ 核医学検査においては，**患者本人**が検査に伴い受ける被ばく，**患者周囲の人びと**が患者から受ける**被ばく**，**患者の尿などの体液による汚染**が生じうるため，看護師は**被ばく線量低減**および**汚染拡大防止**に努めなければならない．

◉ 核医学検査に関係する看護師は，患者ケアに伴い**職業被ばくする可能性**がある．**患者あるいは患者の排泄物から受ける被ばくにより健康影響が出現する可能性はきわめて低い**が，合理的に可能な限り**自身の被ばく線量を低減**するために「**距離・時間・遮蔽**」のうち，とくに「**距離・時間**」を工夫し，看護ケアを提供する．

◉ 看護師は，**造影剤による副作用**など患者の**急変時に的確・迅速に対応**できるよう，その**対応手順を標準化**し，あらかじめ**関係者間で共通理解**しておくことで，つねに備えておく必要がある．

文献

1) 飯田泰治，山本友行・他 (1997)：医療における放射線防護の意識調査（第1報）放射線防護の基礎知識と放射線への不安について．日本放射線技術学会雑誌，53(10)：1551-1563.
2) 笹竹ひかる，野戸結花 (2015)：CT検査を受ける患者の思い．日本放射線看護学会誌，3(1)：20-28.
3) 日本アイソトープ協会 医学・薬学部会 放射性医薬品安全性専門委員会 (2022)：放射性医薬品副作用事例調査報告 第43報（2020年度 第46回調査）．核医学，59(1)：1-12.
4) PET検査施設における放射線安全の確保に関する研究班編 (2005)：FDG-PET検査における安全確保に関するガイドライン．
http://jsnm.org/wp_jsnm/wp-content/themes/theme_jsnm/doc/pet-anzen-gl.pdf [2023/2/28 閲覧]
5) 日本核医学会，日本医学放射線学会・他 (2004)：放射性医薬品を投与された患者さんのオムツ等の取扱いについて．
http://jsnm.org/wp_jsnm/wp-content/themes/theme_jsnm/doc/k-41-2-11.pdf [2023/2/28 閲覧]
6) Katayama H, Yamaguchi K, et al (1990)：Adverse reactions to ionic and nonionic contrast media：A report from the Japanese Committee on the Safety of Contrast Media．Radiology，175：621-628.
7) 尾﨑 裕・他 (2016)：造影剤の急性副作用とその対応．「改訂版 超実践 知っておきたい 造影剤の副作用ハンドブック」．桑鶴良平編著，ピラールプレス，pp14-40.
8) 鳴海善文，中村仁信 (2005)：非イオン性ヨード造影剤およびガドリニウム造影剤の重症副作用および死亡例の頻度調査．日本医学放射線学会雑誌，65(3)：300-301.

9) European Society of Urogenital Radiology（2018）：ESUR Guidelines on Contrast Agents ver. 10.0.
https://www.esur.org/wp-content/uploads/2022/03/ESUR-Guidelines-10_0-Final-Version.pdf
［2023/2/28 閲覧］

10) 日本腎臓学会，日本医学放射線学会・他編（2018）：腎障害患者におけるヨード造影剤使用に関するガイドライン 2018．東京医学社．

11) 野口純子，黒田正子・他（2006）：IVR に従事する看護師育成プログラム開発に関する基礎調査．日本看護学会論文集：成人看護Ⅰ，37：246-248．

12) 浅井望美（2019）：情報収集・提供・共有では何をする？ 「全身疾患・血管内治療の流れと看護のキホン早見帳」．野口純子編，メディカ出版，pp42-45．

13) 野口純子（2019）：入室時には何をする？ 「全身疾患・血管内治療の流れと看護のキホン早見帳」．野口純子編，メディカ出版，pp22-24．

第7章A 放射線の医学利用（治療・内用療法）—知識編

この章のねらい（到達目標）

1　がん治療の方法と放射線治療の特徴について説明できる.
2　放射線ががん治療に用いられる生物学的な背景について説明できる.
3　放射線治療の照射方法について説明できる.
4　放射線治療の適応となる疾患や病態が説明できる.
5　放射線治療の有害事象について説明できる.

1│がんの特徴と治療の方法

　日本において，がんの罹患率は年々増加しており，2018年のデータに基づくがんの累積罹患リスクは男性で65%，女性で50%と，日本人の2人に1人は一生のうちに何らかのがんと診断される時代になっている[1]. がんによる死亡数も年々増加しており，2020年にがんで死亡した人は約38万人と日本人の死亡原因の第1位となっている[1]. ヒトの身体は約37兆個の細胞からなっているが，正常な状態では細胞の数はほぼ一定に保たれて分裂・増殖しすぎないような制御機構が働いている. 細胞の遺伝子に何らかの異常が起きて正常なコントロールが働かなくなり，無限に増殖して正常な組織に浸潤したり，他の部位に転移するようになったものががん（悪性腫瘍）である. ひらがなで表記される"がん"は一般的に悪性腫瘍全般のことを意味し，病理学的には上皮系細胞由来の場合は"癌腫"，非上皮系細胞由来の場合は"肉腫"に分類される. がんの細胞はもともと正常な自分の細胞であるため，がんに対する治療は正常な細胞にも悪影響を与えることがある. がんの原因として，喫煙や飲酒，ある種のウイルス感染などが影響することが知られているが，原因はよくわからないことも多い. ヒトの一般的な細胞の大きさは0.01 mmであり，がんが1 cmの大きさになる頃はがん細胞の数は約10億個になっているという計算になる. そのためがんの初期では症状がないことが多く，症状が現れる頃には治癒を目指した治療を行うのが難しい場合が多いこともがんの特徴である.

　がん治療の方法としては，手術治療，薬物治療，放射線治療が三大療法とされている. 手術は代表的ながんの根治的治療法で，がんが局所にとどまっており，転移がなく，完全切除ができれば根治が望める可能性が高い. 一方で，がん細胞だけを細胞レベルで切除することはできず，周囲の正常臓器ごと切除しなければならないため，臓器の形態や機能に影響を及ぼす可能性がある. 薬物治療は一般的には全身的な治療法で，経口的，または血管内に薬物を投与する. いわゆる抗がん剤は殺細胞性の薬物で，がん細胞にダメージを与

えるが全身の正常な細胞にも影響を与える可能性がある．近年，特定の遺伝子変異をもつがん細胞に特異的に作用する分子標的治療薬が多種開発されており，がんの原因となる遺伝子の変異に基づいて診断・治療を行うがんゲノム医療が注目されている．また，がんの免疫逃避のシステムを解除し，免疫細胞の働きを活発にしてがん細胞を攻撃できるようにする免疫チェックポイント阻害薬の適応拡大が進んでおり，従来では治すことができなかった，全身に広がった状態のがんであっても長期生存が期待できる場合もみられるようになった．一方で新薬の開発，使用には多額の費用がかかり，医療費が増加することも問題となっている．放射線治療は，手術と並んでがんの根治が望める治療法であり，おもに局所的な治療であるため全身への影響が少ない，手術と異なり臓器を切らない治療のため身体への負担が少なく臓器の機能や形態の温存が可能，またがんが広がり根治が難しい状況であってもがんの進行を抑えたり症状を和らげる目的にも使うことができ適応範囲が広い，という特徴がある．一方で，放射線治療には特有の有害事象（副作用）があるため，有害事象を許容範囲内に抑え，最大限の効果を発揮できるよう工夫する必要がある．

　がん治療に用いられる放射線の種類には，光と同様の電磁波の一種である光子線と，電荷をもった粒子の流れである粒子線がある．一般的な放射線治療施設で用いられているのはX線，γ線などの光子線であり，この章ではおもに光子線での放射線治療について解説し，粒子線についてはその後に記載する．

Column

がん治療のキーワードは集学的治療

　現代のがん治療においては，がん治療の三大療法である手術治療・薬物治療・放射線治療を組み合わせて治療を行う，集学的治療がキーワードとなっている．がん診療連携拠点病院では放射線治療を専門とする専従の医師を配置することが条件となっており，外科，内科，放射線科の医師や医療スタッフを加えたカンファレンス（キャンサーボード）が定期的に開催されることが義務づけられている．

　治療の選択に関してはがんの状態ばかりでなく患者の全身状態や合併症などを考慮したうえで検討されるが，必ずしも迷わずに治療方針が決まるとは限らず，集学的治療がキーワードだからと言って三大療法をすべて組み合わせるのがベストとも限らない．ビュッフェで和食・洋食・中華をてんこ盛りにしたら身体に悪いこともあるのと似ているかもしれない．

---

2 | 放射線が細胞や臓器に与える影響

　放射線にはいろいろな作用があるが，放射線が細胞死を起こすのは電離作用により細胞内の遺伝の情報であるDNAの鎖が切断されることによる（第3章参照）．この際に放射線が直接DNAを障害する場合（直接効果）と，放射線が水分子に作用してフリーラジカルが生成され，このフリーラジカルが間接的にDNAを障害する場合（間接効果）があり，X線やγ線などの光子線の場合は間接効果が主体である（第1章参照）．

　放射線の生物効果の標的がDNAであることから，放射線が細胞に与える影響は，①細胞分裂の頻度が高いものほど，②将来行う細胞分裂の回数が多いものほど，③形態・機能

が未分化なものほど，大きくなる傾向があり，これをベルゴニー・トリボンドーの法則という．そのため，正常な細胞においては，細胞分裂の速い細胞（骨髄の造血細胞，腸上皮細胞，生殖系の細胞など）では放射線感受性が高く，一方で細胞分裂しない，もしくは非常に遅い細胞（神経細胞や筋細胞など）では一般的に放射線感受性が低いとされている．がんの細胞は正常な細胞と比べて細胞分裂が旺盛であり，分化度が低いものが多いため，正常な細胞よりも放射線感受性が高いことが多い．ただし，1回に高線量の放射線照射を受ける場合は正常な細胞にも致死的効果が起こりうる．また放射線感受性に影響を与える因子として，①放射線によって切断されたDNAは修復される場合がある，②細胞周期で分裂期にある細胞は感受性が高い，③低酸素状態にある細胞は酸素に富む細胞と比較して放射線抵抗性である，などの特徴があるため，通常の放射線治療では，1回の照射ではすべての細胞が死滅しない2～3Gy程度の線量分割を用い，複数回繰り返して照射する，分割照射が基本的な方法である．分割して放射線照射を行うことにより，分割間に起こるDNAの亜致死損傷の修復（repair）と細胞の再増殖（repopulation）によって正常な細胞の障害が低減され，腫瘍に対しては分割の間に低酸素細胞が再酸素化（reoxygenation）されることや腫瘍細胞が放射線感受性の高い細胞周期へ再分布（redistribution）されることにより腫瘍に対する放射線の効果が高くなる．これを英語の頭文字をとって分割照射における4つのRとよんでいる．

　放射線が細胞や組織に与える影響は，投与する線量が高くなるほど大きくなるため，がんを制御できる確率が高くなる一方で，がん周囲の正常組織に及ぼす影響も大きくなる．正常組織の障害が5％以内に抑えられる線量を，80～90％の確率でがんを制御できる線量で割った値を治療可能比と呼び，周囲の正常組織に障害を出さずにがんを制御できるか否かの指標となる．治療可能比が1以上の場合には根治的な放射線治療が可能であるが，治療可能比が1未満の場合は根治的な放射線治療ができないということになる．治療可能比を改善させる工夫として，前述の分割照射という方法があり，広く一般的に用いられている．さらに治療技術の進歩によって，がんが小さくて限局している場合には，がんの部分のみをピンポイントに狙って照射し，正常組織の大部分を耐容線量以下に低減させる高精度放射線治療も普及してきている．また，おもにがんが比較的進行している場合に，化学療法などを放射線と併用することでがんに対する放射線の効果を増強させ，治療可能比の改善を期待することも行われている．

3 ｜ 放射線治療の方法と種類

　がんに対して放射線を照射する方法は，放射線ががんに到達する経路によって，外部照射，小線源治療，内用療法に分類される．外部照射は，放射線照射装置を用いて体外からがんに放射線を照射する方法で，ほとんどのがんの場合，外部照射で治療が行われる．小線源治療はがんの内部に小さな線源を留置することでがんに集中して放射線を照射する方法であり，適応はがん内部に線源を留置できる病態となる．代表的な適応疾患は子宮頸がん，前立腺がん，頭頸部がんなどがある．内用療法は放射性同位元素を経口的，経静脈的に投与する方法であり，放射性同位元素ががんに選択的に集積する病態で用いられる．代表的な適応は甲状腺がんに対する放射性ヨウ素，前立腺がん骨転移に対する放射性ラジウ

ムなどがある．がんの種類や病期，患者の状態によって適切な照射方法が選択される．

1）外部照射

　外部照射ではおもに光子線が用いられる．日本では1990年代頃まではコバルト60（^{60}Co）を格納したγ線照射装置が用いられていたが，現在は医療用直線加速装置（リニアック）によるものが多くを占める．これは，電気を用いて加速した電子を金属に衝突させる際に発生する高エネルギーのX線により治療を行うものである．

　放射線治療の特徴として，がんを根治できる点に加え，症状緩和の目的にも使用可能な点がある．光子線による外部照射の場合，根治目的の分割照射では1回2Gyの分割で30〜35回，総線量60〜70Gy程度を，また症状緩和目的の治療の場合は，1回3Gyで10回，総線量30Gy程度の線量が用いられることが多い．とくに根治目的での治療の場合は非常に高い線量を照射する必要があるため，がんに対して放射線を集中的に照射する工夫が重要となる．

　人体に対し治療用の4〜10MV（メガボルト）のX線が照射される場合，皮膚直下のあたりは線量が低くなっており，体表面から1〜2.5cmの深さで吸収される線量は最大になる（ビルドアップ効果という）．深部に進むにしたがって線量は徐々に減弱しながらX線は人体内を透過する（図7A-1）．

　また，リニアックでは電子の流れ（電子線）をそのまま治療に用いることもできる．電子線はX線と比較して有効な飛程が短く深部には届かないため，皮膚腫瘍のように皮膚表面近くの浅い部位にがんがある場合に用いられる．X線や電子線の特性を生かし，がんが存在する位置やがんの大きさによって，X線や電子線のエネルギーを変えたり，用いる

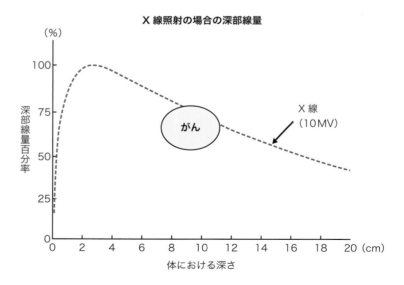

[図7A-1] X線照射の場合の深部線量
この図では横軸に体表面からの深さ，縦軸に吸収される線量の比率を表し，身体の中央付近にがんがある場合に体表から外部照射した場合の深部線量について示す．10MVのX線を用いた場合に吸収のピークは体表から2.5cmの位置となり（ビルドアップ効果），深部に進むにつれて線量は減弱するが，がんの背側にもX線は透過していく．

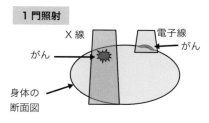

1門照射

X線　　　電子線

がん　　　　　　　　　がん

身体の
断面図

がんが皮膚直下の浅い部分や皮膚にある場合，
前1方向から照射を行う.

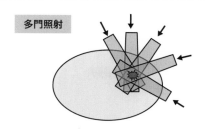

多門照射

がんが比較的小さくて一部に限局している場合，
多方向から照射を行うことで線量を集中させる.

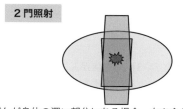

2門照射

がんが身体の深い部分にある場合，向き合う
2方向から挟み撃ちにすると線量分布が均等
になる（対向2門照射）.

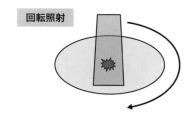

回転照射

治療器を回転させながら照射することで，回転
の中心部に線量を集中させる.

[図 7A-2] さまざまな外部照射の方法
がんが存在する位置や大きさによって，X線や電子線のエネルギーを変えたり，用いるビームの数や入射
方向を調整したりすることで，がんに集中的に照射できるよう工夫する.

ビームの数や入射方向を調整したりすることで，がんに集中的に照射できるよう工夫する（図 7A-2）.

　また，放射線を照射する範囲を絞るために，リニアックにはX線を透過しにくい金属でできたコリメータという装置が装備されている．さらに最近の治療装置には5mm程度の薄い金属の板を重ねた構造のマルチリーフコリメータが内蔵されており，不整形の標的の形状に対しても細かく合わせた照射野を形成できるようになっている．現在の日本では，CTやMRIなどの3次元画像を用いてがんの広がりに合わせた照射範囲を設定し，マルチリーフコリメータをコンピュータ制御で動かして放射線のビームを設定した照射野の形に合わせて形成し，多方向からがんを射抜くように照射する，3次元原体放射線治療（3-dimensional conformal radiation therapy：3D-CRT）が主要な外部照射の方法となっている．さらに，がんに放射線を集中的に照射する技術として，強度変調放射線治療や定位放射線治療という高精度放射線治療も普及しつつある.

[1] 強度変調放射線治療（Intensity modulated radiation therapy：IMRT）

　3D-CRTの場合，各方向から照射されるビームの形状は治療中は変わらず，ビーム強度は均一である．一方で，IMRTは治療中にマルチリーフコリメータの形状を変化させながら照射して照射野内の放射線の強度を自在に変調させることにより，標的体積や周囲の正常臓器の形状に合わせて線量を調整して照射できる．このため，正常臓器への影響を最小限に抑えながら，がんに対しては高線量の放射線照射が可能となる．初期のIMRTではビームの照射方向は固定で5〜9方向から行われることが多かったが，最近では治療器が

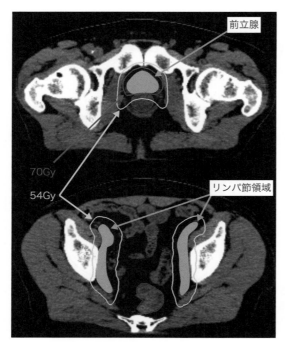

［図 7A-3］前立腺がん，骨盤リンパ節転移に対する IMRT での治療例

IMRT では不整形の標的の形状に対しても最適化させた線量分布を形成することができる．この症例では前立腺に対しては 70 Gy，骨盤リンパ節の予防的照射領域に対しては同時に 54 Gy を投与し，周囲の消化管への照射線量が低減できている．

回転しながらマルチリーフコリメータも連続的に可変し，照射する強度変調回転照射法（volumetric modulated arc therapy：VMAT）という方法が開発され，治療時間の短縮が図られている．

　IMRT は前立腺がん，頭頸部がん，脳腫瘍の治療から臨床での応用が進み，現在ではすべての限局性固形がんが保険適応となっている．前立腺がんに対する分割照射の IMRT では 80 Gy 程度の高線量照射も安全かつ有効に行えるようになっている．IMRT での治療の一例について**図 7A-3** に示す．

[2] 定位放射線治療（stereotactic radiation therapy：SRT）

　SRT はおもに脳腫瘍に対して開発された照射技術で，CT・MRI などの画像情報を基に病変の位置・形状・大きさを 3 次元座標上で正確に決定し，細い放射線の線束を多方向から集中して位置を定めて照射する方法である．コバルトから出る γ 線を用いた“ガンマナイフ”（スウェーデン・エレクタ社製）での脳腫瘍の治療から開発が進み，現在ではリニアックで治療を行うことも可能となり，治療の対象も体幹部の小型で限局したがんにも用いられるようになった．定位放射線治療ではがんの部分のみに集中的に放射線を照射して正常臓器を極力照射範囲に含まないことにより，分割照射で用いる 1 回 2〜3 Gy と比較して 5〜10 倍高い 1 回 10〜20 Gy で治療が行われるが，安全に治療を行うためには患者の正確な固定と治療時の照射部位の再現性が重要となる．頭部の治療の場合には 1〜2 mm，体幹部の治療の場合には 5 mm 以内の精度の担保が必要である．

　SRT の治療対象は脳腫瘍，小型の肺がんや肝がんが中心であったが，近年，前立腺がんや膵がん，5 カ所以内の体幹部の転移病変などにも適応が拡大されている．SRT での治療例について**図 7A-4** に示す．

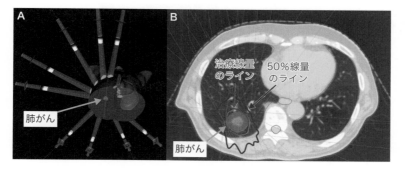

[図 7A-4] 小型肺がんに対する SRT での治療例

右肺下葉末梢側にできた I 期肺がんの治療例．この例では 9 方向から分散して標的のみを細いビームで射抜くように照射することで肺がんに線量を集中させ，1 回高線量での治療が可能となる．

2）小線源治療

　小線源治療では，放射性同位元素（コバルト 60（^{60}Co），セシウム 137（^{137}Cs），イリジウム 192（^{192}Ir），金 198（^{198}Au）など）を管，針，ワイヤー，粒状などの形状の容器に密封し，線源より発生する γ 線を利用して治療を行う．線源を留置する経路によって腔内照射，組織内照射とよばれる 2 つの方法がある．子宮，食道，気管支，胆道などの腔内にあらかじめ細い金属管（アプリケータ）を配置し，その管を通して放射線源を留置する方法を腔内照射という．一方で，がんの部分やその周囲組織に密封小線源を直接刺入，もしくはアプリケータを刺入して管を通して放射線源を留置する方法を組織内照射という．どちらも，近年では線源をコンピュータで遠隔操作する遠隔操作式後充填法（RALS，p109「子宮頸がんに対する高線量率腔内照射」参照）で行われることが多く，医療者が被ばくすることは少ない．密封小線源治療では線源からの距離の 2 乗に反比例して線量が低下するため，がんのすぐ近くに線源を置くことによって，がんには多くの放射線が照射でき，周囲組織の被ばく線量が少なくなるよう工夫されている．

3）内用療法

　内用療法は放射性同位元素を経口的，経静脈的に体内に投与し，放射性同位元素から生じる β 線や α 線によって治療を行う方法である．非密封の内用療法としては，ヨウ素 131（^{131}I）を用いた甲状腺疾患の治療がよく行われていた．ヨウ素は甲状腺ホルモンをつくるために必要な元素であるが，^{131}I のような放射性ヨウ素も正常甲状腺に加え甲状腺がんにも選択的に集積するため，甲状腺機能亢進症や甲状腺がんの術後，甲状腺がんの転移に対する治療として用いられている．またラジウム 223（^{223}Ra）は α 線放出核種であるが，アルカリ土類金属でありカルシウムに似た挙動を示して骨代謝亢進部位に集積するため，骨転移を有する前立腺がんの治療で予後を改善することが証明され，臨床で使用されている．また，B 細胞に発現している CD20 抗原を認識するモノクローナル抗体に β 線放出核種であるイットリウム 90（^{90}Y）を結合させたゼヴァリンは選択的にリンパ球に集積するため，治療抵抗性の低悪性度 B 細胞性リンパ腫の治療に用いられている．

IMRT は重労働？

　高精度放射線治療である IMRT では，放射線の線量分布を標的の形状に最適化させ，正常臓器への照射線量を最小限に低減できるため，患者に対して優しい治療といえる．一方で，IMRT の治療計画は 3D-CRT と比較して複雑で難しく，数倍から 10 倍程度の時間を要することもあり，運用には十分な経験が必要である．また，IMRT では線量計算が完全にコンピュータまかせになるため，コンピュータの計算が正しいかどうか検証する必要があり，医療者側には手間のかかる治療になる．そのため，ある偉い医師が，多忙になり過ぎて，IMRT は実は "I'm really tired." の略である，と言ったという伝説がある．

4 ｜ 放射線治療の対象疾患

　放射線治療は全身どの部位に発生するがんに対しても対応できることが特徴である．基本的にはがんの病変部に集中して照射する局所的な治療が多いが，白血病のように全身に広がる可能性のある病態では全身に照射を行うこともある．また比較的侵襲は少ないため，手術や薬物療法に耐えられない高齢者の治療や，小児がんの治療にも用いられることがある．以下に代表的な適応疾患について記載する．

1）中枢神経系のがん

　脳や脊髄のがんの治療では，機能の保持が重要である．脳や脊髄のがんは病理学的には多くの分類があるが，一般的に手術で全摘出するのが難しい場合が多く，術後に放射線治療を行うことが多い．また薬物療法を併用することもある．

2）頭頸部がん

　頭頸部がんの治療では，形態と機能の温存が重要である．そのため，早期では手術よりも放射線治療を優先する場合がある．放射線治療は 6～7 週の外部照射で行うことが多く，脊髄や耳下腺などのリスク臓器ががんの周囲に位置する頭頸部がんの治療では IMRT が非常に有効である．進行がんの場合は化学療法と同時に放射線治療を行うこともある．また進行がんで術後の再発リスクが高い場合には術後に放射線治療が行われる．

3）肺がん

　肺がんの治療では，切除可能な場合は手術が原則であるが，ヘビースモーカーが多い肺がん患者では肺機能が低下していることがよくある．そのため手術ができない，または手術を希望しない I 期の肺がん（がんが 5 cm 以下の大きさでリンパ節転移がない状態）に対しては，病変に多方向から照射して線量を集中させ 1 回高線量で治療し 4 日程度で終了する SRT が適応となる．またがんが縦隔のリンパ節に多数転移しているが遠隔転移がな

い III 期の肺がんでは，6 週の外部照射に，可能な場合には化学療法や免疫チェックポイント阻害薬を併用して治療を行う．

4）消化器がん

食道がんでは手術が困難な場合に，外部照射と，可能な場合には化学療法を組み合わせて治療を行う．難治がんである膵がんには，手術前に放射線治療や化学療法を組み合わせた集学的治療により，治療成績の改善を目指す取り組みが行われている．進行・再発大腸がんでも外部照射と化学療法を組み合わせて治療を行うことがある．消化器がんの治療では，正常の消化管自体の放射線の耐容線量が課題となるため，外部照射では 5～6 週間，総線量 50～60 Gy 程度で治療が行われることが多い．

5）乳がん

乳がんの治療では，病理学的ながんの広がりの確認と，がん細胞の悪性度やホルモン感受性の検索が治療方針の決定に重要となるため，手術が治療の中心的役割を担うことが多いが，比較的早期の乳がんでは切除範囲を部分的にとどめ乳房を温存する乳房温存手術が行われる．乳房温存手術後には予防的な放射線治療を行うことが推奨されており，乳房内の再発率を下げることで生存率の改善も得られることが示されている．化学療法やホルモン療法との組み合わせで治療することも多く，乳がんの治療は集学的治療の代表格といえる．

6）泌尿器がん

泌尿器がんでは前立腺がんの頻度が高い．前立腺がんに対してはさまざまな治療選択があるが，がんが前立腺内に限局している場合には手術，または放射線治療が行われ，分割照射の外部照射で 70 Gy 以上の高線量照射が行われた場合，手術と放射線治療の成績は同等とされている．ただし，前立腺は直腸，膀胱と近接しているため，70 Gy 相当以上の高線量照射を安全に行うためには，IMRT や SRT などの高精度外部照射や小線源治療の併用などの工夫を行う必要がある．また，放射性ヨウ素 ^{125}I を内包するチタン製カプセル（長さ 4.5 mm，直径 0.8 mm）を 50～100 個ほど前立腺内に留置し，密封小線源治療単独で治療が行われることもある（p110「前立腺がんに対する低線量率組織内照射」参照）．

7）婦人科がん

婦人科がんのうち放射線治療の効果がとくに高いのは子宮頸がんで，がんが子宮の頸部周囲に限局している場合は，手術と放射線治療の成績は同等とされており，がんが進行して手術不能の状態でも放射線治療で根治を期待できる場合がある．放射線治療は外部照射と小線源治療を組み合わせて行い，進行例では化学療法を同時に併用することもある．

8) 血液のがん

血液のがんは，全身に広がりやすく，化学療法が治療の中心となることが多いが，眼窩や胃などにできる MALT リンパ腫や低悪性度の濾胞性リンパ腫などの緩徐に進行する悪性リンパ腫で病変が限局している場合は，放射線治療単独で制御できる．リンパ腫はきわめて放射線感受性が高いため，治療に用いられる線量は低悪性度リンパ腫の場合は分割照射で 24〜30 Gy，高悪性度リンパ腫で化学療法後の残存がある場合でも 40 Gy 程度である．また，白血病の治療における骨髄移植の前処置として，全身照射を行うことがある．

9) その他，対症療法，良性疾患など

がんの骨への転移による痛みなどの症状は放射線治療により改善でき，骨転移に対する疼痛の緩和は 80〜90％で得られる．脳転移による麻痺や痙攣などの神経症状，胸部の腫瘍による上大静脈症候群などの症状緩和も放射線治療の適応となる．甲状腺機能亢進症に伴う甲状腺眼症やケロイドの予防目的でも放射線治療を行うことがある．

5 │ 放射線治療による有害事象

がんの放射線治療では，がん細胞を殺傷する線量の放射線を用いるため，がんの周囲の正常組織への有害事象（副作用）が避けられない場合がある．放射線治療の有害事象については，どの臓器・組織に，どれくらいの範囲で，どれくらいの線量が照射されるかが重要となり，照射範囲が広いほど，線量が高いほど有害事象は生じやすく，また臓器や組織により有害事象の生じ方は異なってくる．放射線治療の有害事象には，放射線治療開始後数週間から 3 カ月に生じる急性期有害事象と，治療後 3 カ月以降に生じる晩期有害事象がある．急性期有害事象は正常組織のうち細胞の分裂が早い組織（皮膚や粘膜，骨髄など）の細胞が障害されることで生じ，治療が終われば回復するのに対し，晩期有害事象は血行

Column

放射線は低カロリー？

放射線治療の有害事象として生じる放射線皮膚炎は，日焼けと似たような反応を示すこともあり，放射線が当たると“焼ける”という表現をされる場合がある．実際には，健診などでの胸部の X 線撮影の際に何も感じないのと同様，放射線治療で用いる高エネルギーの X 線を受けても身体に刺激を感じることはほとんどない．人が全身被ばくを受けた場合に半数が死に至る線量は 4 Gy とされているが，体重 50 kg の人の場合，これを熱量に換算すると 200 J（ジュール）となり，カロリーに換算すると 48 cal である．これは，100 g の水であっても 0.5 度も温度が変わらない熱量という計算になる．

ただし，4 Gy は生物学的にはきわめて大きな影響を起こしうる線量で，がんの放射線治療では 1 回 2 Gy で 30〜35 回というきわめて高線量の放射線を用いるため，いかにがんの病巣部に線量を集中させるかという点が治療計画上の鍵となる．

	急性期有害事象	晩期有害事象
皮膚	発赤，紅斑，皮膚炎，脱毛	色素沈着，皮膚萎縮，難治性潰瘍
粘膜	充血，浮腫，びらん，潰瘍	線維化，瘢痕，潰瘍，味覚異常
骨髄	形成不全，汎血球減少	脂肪髄，骨髄線維症
唾液腺	腫脹，疼痛，粘稠唾液，口腔乾燥	口内乾燥，齲歯
眼球	結膜炎，角膜炎，涙分泌低下	白内障，角膜潰瘍，網膜症
肺	肺臓炎（咳嗽，発熱，呼吸苦）	肺の線維化，気管支狭窄
心臓	まれ	心外膜炎，心嚢液貯留
消化管	悪心，下痢，腹痛，嚥下時痛	潰瘍，穿孔，狭窄，閉塞，出血
肝臓	肝酵素の上昇，浮腫，腹水	肝萎縮，線維化，出血
腎臓	浮腫，腎炎	腎萎縮，貧血，高血圧
脳・脊髄	脳浮腫，脳圧亢進（頭痛，嘔気）	脳壊死，白質脳症，脊髄症
生殖腺	まれ	不妊，性ホルモンの低下
骨軟部組織	軟部浮腫，骨壊死	線維化，循環障害，骨壊死，骨折

[表 7A-1] 放射線治療による有害事象

障害や間質の線維化が原因で生じ，細胞分裂が緩やかな臓器や組織に起こりやすく，障害が起こると回復が難しいことが多い．そのため，放射線治療では，急性期有害事象を耐えられる範囲内に抑え，晩期有害事象は生じないように照射範囲や線量を工夫する必要がある．

放射線治療によって生じうるおもな臓器特異的な有害事象について**表 7A-1** に示す．また，臓器にかかわらず放射線照射に伴う二次発がんの可能性はあるが，頻度は非常にまれであることと，治療後数年から数十年の潜伏期があることから，治療によって得られる利益が優先されることが多い．

6 | 温熱療法

がんに対する温熱療法は古くから行われており，古代エジプトの書物にも記載がある．1960 年代からの培養細胞を用いた研究により，加温による細胞致死効果や放射線や化学療法の増感効果が確認され，加温装置の開発や臨床研究が進み，日本では 1990 年に保険適用となった．温熱療法には 60 度以上の高い温度でがんを焼灼，凝固させるアブレーション治療もあるが，狭義では 40〜45 度の温度域を用いるものを指す．温熱療法の加温方法には局所的な外部加温や組織内・腔内加温，全身加温などがあるが，電磁波を用いた局所の外部加温が多く用いられている．温熱療法は，放射線治療や化学療法に対して抵抗性の因子となる低酸素，低 pH の状態に対して有効である．温熱自体でのがん細胞の傷害に加え，加温による放射線治療や化学療法の効果の増強が得られるため，集学的がん治療の一環として用いられている．

7 | 粒子線治療

現在，一般的な放射線治療施設で用いられているのは光子線（X 線・γ 線）であるが，

加速器技術の発展と粒子線照射装置の小型化・高エネルギー化が進み，一部の施設では粒子線による治療が行われている．医療に用いられる粒子線は，陽子線，中性子線，陽子・中性子より質量が重い粒子を用いた重粒子線に大別され，重粒子線のうち実際に臨床で用いられているのは炭素イオン線である．光子線は電磁波で電荷や質量をもたないのに対し，荷電粒子線である陽子線や重粒子線は電荷や質量をもつ．光子線は体表近くで線量が最大になり徐々に線量を減じながら人体を透過するのに対し，粒子線は加速器により光の70％程度の高エネルギーまで加速すると透過力の大きい電離放射線となり，組織に電離や励起を引き起こし減速する．このため，体表近くでは比較的低線量であるが体内深部で飛程の終端近くでエネルギーを急激に放出して停止する，という特性をもつ（Bragg peak，ブラッグピーク）．単一エネルギーの粒子線ビームにおいてブラッグピークの幅は数mmであるため，このブラッグピークを物理工学的に調節することで治療に用いている．また，粒子線は側方への散乱が小さいため，照射野の辺縁（側方）から照射野外に急峻な線量勾配を形成することができる．陽子線も重粒子線も同様な特性をもつが，重粒子線の線量分布のほうが側方についてはシャープである．この物理的な特性により，がん周辺の正常組織をできるだけ避けて，病変部のみに十分な線量を集中させることが可能となる．また，重粒子線はブラッグピーク領域では高い密度でエネルギーを付与するため，高LET放射線（第3章参照）とよばれ，低LET放射線であるX線や陽子線に比べて，生物学的効果が高い[2]．高LET放射線の特徴として，粒子の飛跡に沿って高密度の電離が起こることによりDNAの二重鎖を高率に直接切断することができる．このため，①生物学的効果比（RBE）が高く，細胞を殺傷する効果がX線に比べて2～4倍高い，②酸素増感比が小さく酸素の有無により照射効果があまり変わらないため，通常のX線では抵抗性である低酸素細胞（腫瘍）に対しても有効である，③細胞周期による放射線感受性の差も小さく，X線抵抗性を示すS期後期の細胞にも有効，がん幹細胞にも効果が強いといった生物学的な特性を示すため，X線抵抗性のがんに対しても有効性が期待される[3,4]．なお，陽子線の生物学的効果はX線とほぼ同等とされる．

　一般的な光子線による放射線治療では，少ない線量を分割して照射することにより病変周辺の正常細胞の回復を利用しながら治療を行うのが原則であり，分割回数は約30～35回であり，照射期間は6～7週間に達する．重粒子線治療は通常の放射線治療に比べて分割回数が少なくて済むという特長をもち，前立腺がんの場合3週間で12回照射が標準である．また，肺がんや肝臓がんでは1週間で4回の照射で終了する，きわめて短期間の治療となっている．

　粒子線治療は，頭頸部がん，頭蓋底腫瘍，肺がん，肝がん，前立腺がん，骨軟部腫瘍などのうち，遠隔転移がなく，手術が困難な場合や，光子線での放射線治療に抵抗性の組織型であるものがよい適応として実施されてきた．日本では，1994年より重粒子線治療が臨床試験として開始され，2003年からは限局性固形がんを適応症に高度先進医療として認可され，その後先進医療として実施されてきた．粒子線治療の保険導入を検討するにあたっては，各粒子線治療施設が先進医療として実施してきた治療データを施設横断的に取りまとめ，解析を行った結果が評価され，2016年度の診療報酬改定において，小児固形がんに対する陽子線治療と手術による根治的な切除が困難である骨軟部腫瘍に対する重粒子線治療が保険適応となった．さらに，2018年には頭頸部がんの一部と前立腺がん，

2022 年には膵がん，大型の肝細胞がん，肝内胆管がん，大腸がん術後再発，子宮頸部腺がん（子宮頸部腺がんは重粒子線のみ）に対し保険適応が拡大されている．今後も臨床的有用性が評価されれば適応拡大につながる可能性がある．

本章のまとめ

◉ **がんの罹患率，死亡率は年々増加**しており，**治療法改善**の必要性も増している．

◉ 放射線治療は**がんの三大療法**のひとつであり，比較的**侵襲が少なく**，**根治**の目的にも**症状緩和**の目的にも使えるという特徴がある．

◉ がんの細胞は正常な細胞と比べ，分化度が低く細胞分裂が旺盛で，正常な細胞より**放射線感受性が高い**ことが多い．

◉ がんの放射線治療では，がんの細胞と正常な細胞の**放射線による損傷からの回復力の差**を利用して治療を行うため，**10〜30 回程度に分割**して治療を行うのが基本である．

◉ がんに対して放射線を照射する方法には，**外部照射**，**小線源治療**，**内用療法**がある．

◉ がんの部分に放射線を集中させるため，**IMRT や SRT などの高精度外部照射法**が開発されている．

◉ 放射線治療は全身**どの部位に発生するがんに対しても**対応できる．

◉ 放射線治療には**急性期，晩期の有害事象**があり，**耐容範囲内に抑える**工夫と評価が重要である．

◉ **温熱療法は放射線治療抵抗性の状態に対して有効**であり，集学的がん治療の一環として用いられる．

◉ **粒子線治療**は線量分布で光子線での治療より有利な場合があり，一部の疾患では保険適用で治療が行われている．

文献

1) 国立がん研究センター：がん情報サービス　最新がん統計．
https://ganjoho.jp/reg_stat/statistics/stat/summary.html

2) Schulz-Ertner D, Tsujii H (2007)：Particle radiation therapy using proton and heavier ion beams. J Clin Oncol, 25：953-964.

3) Ando K, Koike S, et al (1999)：Accelerated reoxygenation of a murine fibrosarcoma after carbon-ion radiation．Int J Radiat Biol, 75：505-512.

4) Nakano T, Suzuki Y, et al (2006)：Carbon beam therapy overcomes the radiation resistance of uterine cervical cancer originating from hypoxia. Clin Cancer Res, 12：2185-2190.

第7章B 放射線の医学利用
 （治療・内用療法）—看護職の役割

1 | 放射線治療と看護

1）放射線治療の特徴

放射線治療の対象となる疾患は，ほとんどの場合，悪性腫瘍（がん）である．がんの治療方法はおもに「手術治療」「薬物治療」「放射線治療」の3つがあり，三大療法とよばれている．これまで日本では手術治療が中心であったが，近年は薬物治療や放射線治療が進歩したことで手術と遜色ない効果が得られるようになった．また，2つ以上の治療方法を組み合わせる「集学的治療」も多く行われるようになってきている．医師は，疾患や病期，患者の年齢，性別，環境，希望などを考慮して，治療方法を総合的に判断・提案し，患者・家族と話し合って決定していく．

放射線治療は手術治療と同じく局所治療である．手術治療では，切除する部位によっては臓器や身体機能を喪失することになるが，放射線治療では臓器が温存されるため，機能・形態障害のリスクは低いことが特徴である．そのため，小児から高齢者まで幅広い年代の患者に適応がある．

放射線治療には外部照射や密封小線源治療（腔内照射法，組織内照射法），非密封小線源治療（内用療法）などの種類があり，目的はがん細胞を死滅させ，腫瘍を消失・縮小させることにある．また，がんの治癒を目指す根治照射と，がんにより引き起こされる種々の症状を軽減する緩和照射，再発予防を目的とする予防照射の3種類がある．

2）看護師の役割

放射線治療を受ける患者の看護における看護師の役割としては，治療目的が達成できる

ように，安全で効果的な放射線治療が，安楽に，安心して受けられるように支援を行うことにある．

[1] 治療計画の完遂と照射位置の再現性の確保

　治療目的達成のためには，計画された治療が完遂されることが重要となる．外部照射においては，照射部位や目的によって異なるが，1日1回週5回，60～70Gy/30～35回といった照射となり，治療期間は6～7週にも及ぶ．この間，がんによる苦痛症状の悪化や放射線治療に伴う有害事象の発症・悪化などにより治療の継続に支障をきたすことがないように，症状コントロールや治療環境の整備，精神的支援を行う必要がある．治療の休止や中断は治療効果の低減につながるため，休まなければならない日がないように，治療期間中の予定を事前に調整してもらう必要がある．

　また，治療計画通りの線量ががん細胞に正確に照射されるように，照射位置の再現性の確保が重要となる．毎回の治療で苦痛なく同じ体位がとれるようにするための工夫（安楽物品の使用，鎮痛剤投与など）を行う．

[2] 有害事象の予防・低減

　治療に伴う有害事象が最小限になるようにケアやセルフケア指導を行うことも重要である．正常組織・臓器への照射線量を低減させる目的で行われる蓄尿や排便・排ガスコントロール，息止めなど，患者自身の協力が必要なことに理解が得られるように説明・指導を行う．さらには，急性期の有害事象の発症や悪化の予防，症状への対処，苦痛症状の緩和，

治療終了後に生ずる晩期の有害事象の初発症状の観察ができるようにセルフケア指導を行う．高齢者，認知機能の低下や運動機能障害がある患者，疼痛などの苦痛症状を有する患者では，治療中の体位の保持に支障をきたすほか，治療寝台への昇降時に転倒・転落のリスクが高いことも念頭におく必要がある．

[3] 心理・社会的支援

　看護師は，がんと診断された患者の心理，「放射線」に対する漠然とした恐怖，手術治療のほうが優れている，放射線治療は手術治療ができない場合の最後の選択であるとの偏見，有害事象に対する不安など，患者の思いに関心を向け，放射線治療を安心して完遂できるように心理的支援を行う必要がある．また，放射線治療の期間が長期に及ぶという特徴から，経済的負担，職業の継続への支障，家族役割の変化などが生じてくることもある．経済的負担は治療費にとどまらず，毎日の通院にかかる費用もある．高額療養費制度や高額療養費貸付制度，限度額適用認定証申請による窓口負担の軽減，医療費控除など，患者が利用可能な医療保険制度に関する情報が得られるように，必要時，医療ソーシャルワーカーと連携する必要がある．外来通院による放射線治療では，患者は仕事を継続したままのこともある．毎日の通院と診療のための時間単位年休の取得に加え，通院の疲労，急性期有害事象の発症による体調不良などのために業務への影響があることで，心理的負担を感じている場合もある．患者個々の状況に合わせて治療時間の調整を行う，患者自身が身体症状に応じた業務内容の調整ができるように情報提供するなど，医療現場からできる就労支援を考えていくことが求められる．

2 ｜ 放射線治療を受ける患者の理解と看護

1) 放射線治療の経過と看護

　放射線治療の経過は，[1] 主治医による治療適応の判断と治療方針の決定，[2] 放射線治療科医師による診察と説明，[3] 放射線治療計画の立案，[4] 治療の実施と実施期間中の経過観察，[5] 治療終了後の経過観察に大別される．外部照射の場合の各期の詳細と看護を述べる．

[1] 主治医による治療適応の判断と治療方針の決定

　近年は，患者・家族の QOL を重視する観点から，以前のように医師の決定に従うのではなく，患者が主体的に治療を選択し，参画する方向へとシフトしている．医療の専門家ではない患者・家族が満足な治療の選択を行うためには，病状や治療法，提案される各治療法の利点と欠点，有害事象，治療成績や予後などに関する十分な情報が提供されることが前提となる．しかし，主治医から行われる情報提供や説明の際には，患者は緊張と動揺で覚えていないことが多い．加えて，患者は，主治医からのがん告知に引き続いて治療の提案をされ，選択を求められることになるため，考えるための十分な時間的余裕をもてないことも多い．また，日本は被爆国であること，チョルノービリ（チェルノブイリ）原子力発電所事故に関する報道，東京電力福島第一原子力発電所事故の経験などから，「放射

線」に抵抗感をもち，過剰な恐れを抱いている人も少なくない．看護師は主治医による説明場面に同席して患者の表情や言動を観察し，主治医への質問や確認事項を表出する手助けをすることが望ましい．患者・家族がどのような状況にあるのかを正しく理解したうえで，その人に合った説明を行ってもらうよう，患者と主治医との橋渡しとなる必要がある．説明終了後には，説明内容をどのように受け止め，理解しているのかを確認し，混乱している場合には情報の整理を助ける．必要時，追加の情報提供を行ったり，主治医からの再度の説明の機会を設けたりといった調整を行う．放射線に対する過剰な恐れや偏見から有益な放射線治療を選択できないということがないように，正しく理解をしたうえで，自身の生活や価値観と照らして，時間をかけて考え，結論を出してもよいことを伝える．

[2] 放射線治療科医師による診察と説明

　放射線治療を選択した後，放射線治療科医師による診察が行われ，放射線治療の目的や方法，回数，治療スケジュール，有害事象などの詳細が説明される．この時，短時間で多くの情報が提供されることになるため，重要な内容はパンフレットなどを用いて説明し，後で見返すことができるようにしておくとよい．とくに，1日何回の照射か，週に何回か，総回数，開始日と終了日，固定具の作成や治療用 CT 撮影の日時と注意事項などは紙面での説明が望ましい．看護師は可能なかぎり説明の場に同席して，説明後に患者の理解を確認し，必要時，補足説明を行う．また，疼痛や関節可動域制限などのために治療中の体位保持に障害となることがないか（乳房や体幹部の照射では上肢挙上が必要となる），生活の視点での治療中の注意事項や前処置（絶食，飲水，蓄尿，排便・排ガスコントロールなど）がある場合は遵守が可能かどうか，そのための薬剤処方（整腸剤，下剤など）の必要性などを情報収集・判断し，必要事項の説明を行う．急性期の有害事象については，症状や発症時期，予防方法，ケア方法，日常生活の注意点，経過などの具体的な内容を含め，患者がイメージでき，備え，前向きに取り組めるように説明を行う．有害事象への対応はセルフケアが基本となることから，コミュニケーションを通してセルフケア能力（理解度，知識・技術，体調，意欲，周囲の支援体制など）を査定し，ケアプランに反映させる必要もある．

　患者のなかには放射線治療を選択することを決めた後でも，詳細を聞くことで新たな疑問や迷いが生じることもある．コミュニケーションを通して患者の気持ちの揺れや不安を察知し，思いを表出してもらい，原因を探る．外来通院と入院治療のいずれにするのか，外来通院の場合では長期間に及ぶ通院を無理なく継続できるのか，家族の支援が得られるのか，有害事象のセルフケアはできるのか，医療費負担の実際など，不安の原因が情報不足の場合は安心できるような情報を提供し，どうすれば安全・安楽に，安心して放射線治療を継続することができるのかをともに考える時間をもつとよい．

[3] 放射線治療計画の立案

　おもに頭頸部の照射の場合は，照射位置の再現性を高める目的で固定具を作成することがある（図 7B-1）．その後に治療用 CT を撮影する．治療用 CT の画像に基づいて照射範囲や照射方向，線量などが決定されるため，治療時には毎回，治療用 CT 時と同じ体位をとることが必要となる．そのため，無理のない体位での撮影となるよう，苦痛がある場合

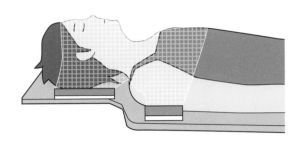

[図 7B-1] 頭頸部の固定具

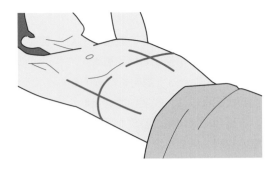

[図 7B-2] マーキングの例

は申し出てもらう．撮影後には治療時の位置照合に使用するための印を皮膚表面につける（マーキング）（図 7B-2）．マーキングは専用の皮膚ペンや油性マジック，転写シールを用い，皮膚に直接描く場合と，固定具に描く場合がある．患者にはこの印の重要性を説明し，治療期間中，消えないように，大量の発汗が考えられる行為を避ける，洗浄の際にこすらないなど，注意してもらう必要がある．皮膚ペンの種類によっては，衣類や下着に色移りし洗濯で落ちにくいため，色移りしても大丈夫なものや濃い色で色移りが目立たないものの着用を勧めるとよい．

[4] 治療の実施と実施期間中の経過観察

　初回治療時は不安が大きいため，可能であれば看護師が治療室に同行することが望ましい．1 回の治療に要する時間は位置照合の時間を含め 10〜20 分間程度であり，このうち放射線の照射は数分程度である．毎回の治療では，決められた体位が無理なくとれているか，固定具による苦痛がないか，指示された前処置としての絶食や飲水，蓄尿，排便・排ガスコントロールが行えているか，外来通院の場合は疲労感や家族の支援状況による通院困難がないか，仕事を継続している患者では困っていることがないかなど，治療の継続に影響を及ぼす要因がないかを観察する．

　治療開始から一定期間の経過後，照射部位と線量により急性期有害事象が出現する．急性期有害事象の観察を行い，悪化予防と苦痛緩和のためのケア，セルフケア指導を行う．治療室への同行は，照射野の皮膚の状態を直接観察できる機会でもある．放射線治療医による診察は週 1 回程度であることが多いため，必要時，医師の診察を受けられるように調整を行う．急性期有害事象による苦痛が大きくなるにつれ，気持ちが落ち込み，治療継続の意思が揺らぐこともある．看護師は苦痛緩和を第一に考え，鎮痛薬の使用も含め種々の手段を用いて少しでも安楽に過ごせるようにケアを行うとともに，患者の思いの表出を促して共感し，辛い治療過程に寄り添い，完遂に向けて支援を行う必要がある．

[5] 治療終了後の経過観察

　放射線治療終了直後は急性期有害事象が生じていることが多く，その状況は 1〜2 カ月継続する．可逆的な症状であるが，症状が強く出現している時期でもあることから，患者は不安を残したまま自宅で過ごすことになる．症状の持続期間，いつ頃からどのように軽

減に向かうのか，悪化させないための対処方法，医療者への報告が必要なケースなど，自宅で不安なくセルフケアができるように具体的に指導を行う必要がある．また，有害事象が軽減・消失した時点で，ケアの中止について提案する．治療終了後は定期的に外来受診をしてもらうが，時間の経過とともに放射線治療科を受診する機会は減少していく．時機をみてリスクの高い晩期の有害事象について情報提供し，疑わしい症状が出現した場合は受診するよう伝えておく必要がある．

2）特殊な放射線治療（小線源治療）と看護

　小線源治療は実施施設が限定されており，外部照射に比べ実施数は多くない．そのため，患者や家族にとっては馴染みがない治療法であり，治療過程をイメージしにくい．照射方法や用いられる線源の取り扱い，患者・家族や医療者の放射線防護対策を必要とするなどの特徴を有し，看護のポイントも異なる．

[1] 密封小線源治療
　密封小線源治療は密封放射性同位元素（線源）を一時的，あるいは永久的に体内に留置して照射を行う方法である．照射時間が数分である高線量率照射と，数日から永久に及ぶ低線量率照射がある．また，挿入する部位により腔内照射と組織内照射に分類される．適応は子宮頸がんや前立腺がん，口腔がんなどである．以下に代表的な方法として，子宮頸がんに対する高線量率腔内照射と前立腺がんに対する低線量率組織内照射を取り上げる．

①子宮頸がんに対する高線量率腔内照射
　高線量率腔内照射は，遠隔操作式後充填法（remote after-loading system：RALS，ラルス）を用いて線源を腫瘍の近傍に輸送して照射を行う方法である．照射装置から誘導管を通して腔内に挿入したアプリケーターに線源を移動させ，一定時間停留させることで照射を行う（図7B-3）．照射後，アプリケーターは抜去する．
　子宮頸がんの場合は，アプリケーターとして1本の子宮内線源（タンデム）および2本の腟内線源（オボイド）をそれぞれ子宮腔と腟に挿入する（図7B-4）．1週間に1～2回，病期などにより2～4回の照射となる．治療時には鎮痛薬を投与し，砕石位でアプリケー

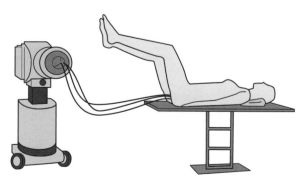

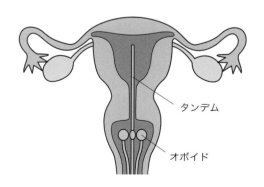

タンデム

オボイド

[図7B-3] 照射装置とアプリケーターとの関係　　　**[図7B-4] アプリケーターと子宮の位置関係**

ターの挿入が行われる．アプリケーターの挿入および，近接臓器への線量を低減する目的でアプリケーターの周囲をガーゼでパッキングすることで疼痛が生じる．看護としては，挿入時の疼痛コントロールと羞恥心への配慮が重要となる．治療時間は1時間30分～2時間程度で，途中で体位を変えることができないため，安楽に留意して体位を決定する．また，前述したように治療過程がイメージしにくいことで患者は不安をもつことに加え，線源輸送は遠隔操作で行われるため医療者が患者から離れる時間があることから，丁寧な説明を心がけ，不安の軽減を行う必要がある．本治療では線量が局所に集中するため重篤な副作用は少ないが，標準治療として骨盤のリンパ節領域を含めた外部照射との組み合わせによる治療が行われるため，急性期有害事象として下痢，放射線宿酔による悪心・嘔吐や全身倦怠感，下腹部の脱毛，放射線皮膚炎が発症する可能性がある．晩期の有害事象としては，放射線直腸炎や放射線膀胱炎による出血，皮下組織の線維化・浮腫，卵巣機能低下による更年期症状や不妊が起こることもある．本治療では，線源の輸送は遠隔操作で行われるため，医療者や家族・介護者の被ばくは生じない．

②前立腺がんに対する低線量率組織内照射

　低線量率組織内照射は，線源をがん組織に一時的，あるいは永久的に挿入し，照射を行う方法である．一時挿入法は舌がんや口腔がん，皮膚がんが適応となり，線源を数日間挿入し，その後抜去する．永久挿入法はおもに前立腺がんに行われ，線源が封入された小さなカプセル（シード線源）を埋め込むことで照射を行う．

　i　治療の実際と看護　前立腺がんに対する低線量率組織内照射は前立腺がんシード治療ともよばれ，根治療法のひとつである．直腸に挿入した超音波プローブで前立腺を確認しながら，会陰部から外套針を挿入し，ヨウ素125（^{125}I）のシード線源（図7B-5）50～100個程度を前立腺内に留置する（図7B-6）．治療時間は1～2時間程度，入院期間も3日間程度と，低侵襲の治療法である．治療時には鎮痛剤を投与し（腰椎麻酔，全身麻酔下の場合もある），砕石位で実施する．看護としては，挿入時の疼痛コントロールと羞恥心への配慮が重要となる．途中で体位を変えることができないため，安楽に留意して体位を決定する．また，本治療も治療過程がイメージしにくいことで患者は不安をもつことから，丁寧な説明を心がけ，不安の軽減を行う必要がある．^{125}I線源から放出される放射線はエネルギーが低いγ線で，直腸や膀胱などの近接した正常臓器への被ばく線量は少なく，影

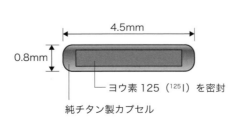

[図7B-5] ヨウ素のシード線源

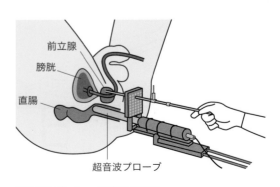

[図7B-6] シード線源の挿入

響を抑えることができる．そのため有害事象の発症は少ないが，頻尿や尿意切迫感などの排尿障害，下痢や排便困難感などの直腸障害が生じることがある．

ii　被ばく防護　本治療においては，線源挿入時および入院中の接触による医療者の職業被ばく，線源を挿入した状態で帰宅し日常生活を送ることによる家族・介護者の医療被ばく，公衆被ばくのリスクを考える必要がある．線源挿入時の医療者の放射線防護として，線源の取り扱いの際にはピンセットを用いることやサーベイメータの設置による線量の常時測定[1]が必要とされている．業務従事の際には個人線量計を装着し，被ばく線量の管理を行うことも重要である．前述したように^{125}Iから放出されるγ線のエネルギーは低く，ほとんどは体内で吸収され，体外に放出される線量はわずかであるが，公衆および患者を訪問する子どもで実効線量1mSv/年，家族・介護者で1回の治療につき5mSvを超えないように患者の退出基準が定められている．この抑制すべき線量の基準を超えないようにするためには，患者の家族構成や職場などの生活環境の情報収集を行い，患者と家族に口頭および書面で注意・指導を行う．治療から1年が経過した後は，特別な防護措置は不要である．以下は，入院中から退院後の注意事項とおもな指導内容である[1]．

- 帰宅後の同居する家族の被ばく線量は抑制すべき線量の基準を超えることはないが，精神的な安心のためには帰宅後2カ月間程度は子どもや妊婦との長時間の接触を控える．子どもを頻繁に抱く必要がある場合は，防護着を着用するなどの方法がある．
- まれに尿道を介して尿中にシード線源が排出されることがある．多くは挿入後1日以内に起こるため，線源脱落の危険に備える目的で少なくとも1日間入院する．入院中は尿器に排尿してもらい，尿をガーゼで濾して線源が排出されていないかを確認する．帰宅した後に排出される可能性も0ではないため，排出された場合は直接手で触らずスプーンなどで拾い上げ，瓶などに密閉して速やかに医療機関に届け出るよう指導を行う．
- 性交渉は治療1週間後から可能であるが，シード線源脱落のおそれがあるため，治療後3週間以内の性交時，および3週間以降であっても最初の5回はコンドームを使用する．
- 治療から1年以内の骨盤部の手術や前立腺の摘出手術では，術者や看護師の被ばくに注意が必要となるため，1年間はつねに「ヨウ素125線源永久挿入による小線源療法治療者カード」を携帯する．治療から1年以内の患者の死亡時には，剖検で前立腺ごとシード線源を摘出する必要があるため，あらかじめ患者・家族の同意を文書で得ておく．

[2] 非密封小線源治療（内用療法）

　非密封小線源治療は，放射性同位元素で標識した薬剤である放射性医薬品を経口または経静脈的に投与する治療方法で，内用療法，RI内用療法ともよばれる．投与された放射性医薬品が病巣に選択的に集積し，照射が行われる．広範に転移した腫瘍にも効果が期待できる全身治療である．2023年現在，日本で保険収載されているものは，「分化型甲状腺がんおよびバセドウ病に代表される甲状腺機能亢進症に対する^{131}I治療」「難治性褐色細胞腫に対する^{131}I-MIBG治療」「転移性骨腫瘍の疼痛緩和目的の^{89}Sr治療，再発・難治性悪性リンパ腫に対する^{90}Y治療」「骨転移を有する去勢抵抗性前立腺がんに対する^{223}Ra治療（ゾーフィゴ®）」「ソマトスタチン受容体陽性の神経内分泌腫瘍に対する^{177}Lu治療（ルテラ®）」がある．以下に，代表的な治療として分化型甲状腺がんに対する^{131}I治療および

骨転移を有する去勢抵抗性前立腺がんに対する ^{223}Ra 治療について述べる.

①分化型甲状腺がんに対する ^{131}I 治療

　分化型甲状腺がんで甲状腺全摘術後の患者に対し，再発予防（残存甲状腺を破壊（アブレーション）する治療）や遠隔転移病巣の治療目的で適用される．分化型甲状腺がんの細胞は正常な甲状腺細胞と同様にヨウ素を取り込む性質を有し，経口投与されたヨウ素 131（^{131}I）も選択的に取り込まれる．取り込まれた先で β 線を放出し，がん細胞を死滅させる.

　ⅰ　治療の実際と看護　治療の前処置として甲状腺ホルモン薬の休薬とヨウ素制限食が必要となる．治療前に甲状腺ホルモン薬を休薬することで甲状腺刺激ホルモン（TSH）が上昇し，これにより病巣に効率よく ^{131}I が集積する.

　具体的には，治療 3～6 週間前から T4 製剤（チラーヂン S®）を休薬し，半減期の短い T3 製剤（チロナミン®）を 1～2 週間前まで投与，その後，休薬する．治療 2～4 日後から半量程度で再開し，1 週間で維持量に戻す．休薬せずに，遺伝子組換え型 TSH（タイロゲン®）の投与に変えることも可能である．甲状腺ホルモンの休薬により，甲状腺機能低下症の症状（倦怠感，徐脈，浮腫，便秘など）が出現することもあるため注意を要する.

　また，^{131}I の取り込みを促す目的で，治療 2 週間前から治療 2～4 日後までは，厳密なヨウ素制限食が指示される．ヨウ素を含む食品はもちろん，ヨウ素含有うがい薬などの薬剤の使用も控える必要がある．ヨウ素を含む食品や医薬品はわかりにくいものもあるため，パンフレットなどを用いて具体的に指導を行う．有害事象としては，食欲不振，嘔気，唾液腺炎（腫脹，発赤，疼痛）があり，水分摂取による利尿促進が症状緩和に有効とされている.

　ⅱ　被ばく防護と環境汚染への対策　^{131}I は取り込まれた先で β 線を放出し，その組織内飛程は約 2 mm であるため体外への影響はないが，同時にエネルギーが高い γ 線も放出するため，周囲の人は患者からの外部被ばくを受けるリスクがある．また，^{131}I は患者の尿，便，汗，唾液，吐物，呼気に排泄され，取り扱いにより内部被ばくや環境汚染拡大のリスクが出てくる．500 MBq 以下の投与量の場合は外来での治療が可能であるが，500 MBq を超える投与量の場合は周囲の人への被ばくを低減させるために，数日間を放射線管理区域内の病室で過ごすことになる．そのため，自立して生活することができない，全身状態が悪い，理解力に障害があるなどの場合は本治療の適応とならない.

　^{131}I は揮散する性質があり，カプセルが入った容器内に ^{131}I のガスが充満している可能性があるため，容器の蓋を開ける場合は必ずドラフト（または安全キャビネット）内で行い，しばらく放置しておく必要がある．経口投与の際に用いる容器（紙コップなど）に移す場合もドラフト内で，ピンセットなどの器具を用いて行う．この容器は必要に応じて遮蔽器具により遮蔽する．経口投与では，患者が手でカプセルに触れないように，紙コップから直接飲ませる．空腹の状態で 200 mL 以上の水と一緒に服用させる．誤飲に注意し，誤飲する可能性のある患者の場合はあらかじめトレーニングをしておくことが望ましい．また，カプセルが胃壁に付着しとどまることを避けるため，服用後はときどき体動するように指導する[2]．看護師は職業被ばく低減のために，患者と距離をとり，接触時間を短く

し，接触の際には遮蔽物を利用するなど，外部被ばくの低減三原則を遵守する．^{131}I の排泄経路は尿，便，汗，唾液，吐物，呼気であるため，患者の身体や体液に触れる時には手袋を着用し，終了後に手洗いをする．体液が付着した可能性がある廃棄物は，定められた場所に一定期間保管し放射能の減衰を待つなどの対応が必要となる．おむつなどを感染性廃棄物として処理する場合は，「放射性医薬品を投与された患者さんのオムツ等の取扱いについて（核医学診療を行う医療従事者のためのガイドライン）」[3] を参照する．業務従事の際には個人線量計を装着し，被ばく線量の管理を行う．患者には治療開始前に排泄物や残飯の処理，ごみの分別などについて十分にオリエンテーションを行い，内服後は看護師の接触が最小限になるように理解と協力を得る．公衆および患者を訪問する子どもで実効線量 1 mSv/年，家族・介護者で 1 回の治療につき 5 mSv を超えないように定められた退出基準を満たすことが確認できた時点（体外放射線量が 30 μSv/時/1 m 以下）で退室可能となる．通常の患者への身体的接触や近くでの介護では，家族・介護者の被ばくが基準線量を超えることはないが，不必要な被ばくは防止することが望ましい．退院後も一定期間は注意して生活することで，家族・介護者の医療被ばく，公衆被ばくが低減できる．以下は，退院後の日常生活上のおもな注意点[2] である．なお，アンダーライン部分は，各施設で基準を決めることが望ましいとされている．

- 1〜3 週間は小児や妊婦との密接な接触（距離 1 m 以内），近くで長時間過ごすことを避ける．15 分間以上，小児を抱かない．
- 3 日間は排泄後に 2 度洗浄水を流す．尿の飛散による汚染を軽減させるために男性も座って排尿する．
- 3 日間は衣類の洗濯は別にする．入浴は最後にする．
- 3 日間は汗や唾液が付着するものは共有しない．
- 3 日間は他の人と同じベッドや布団で寝ない．
- 1 週間は公共の乗り物で他の人と距離を空け（1 m 以上），6 時間以上過ごさない．
- 小児や妊婦と接触する機会がある職業の場合は，1 週間休職する．
- 6 カ月間は妊娠，授乳を避け，男性も 6 カ月間避妊をする．

②骨転移を有する去勢抵抗性前立腺がんに対する ^{223}Ra 治療
　ラジウム 223（^{223}Ra）は骨転移部を含む骨組織に集積し，α線を放出することで骨転移に対する抗腫瘍効果を発揮する．放出されるα線の組織内飛程は 100 μm 未満と短いため，近接する正常細胞，とくに骨髄への影響は少なく，腫瘍選択的に高い効果が期待できる．

i　治療の実際と看護　通常，1 回に 55 kBq/kg を 4 週間間隔で最大 6 回まで，静脈内投与する．1 回の投与量が 12.1 MBq 以下（体重 220 kg の患者の投与量）であれば，公衆および患者を訪問する子どもで実効線量 1 mSv/年，家族・介護者で 1 回の治療につき 5 mSv を超えないように定められた退出基準を満たしているため，投与後に退出・帰宅が可能である．おもな有害事象は骨髄抑制（貧血やリンパ球減少，血小板減少など），悪心，下痢などである．

ii　被ばく防護と環境汚染への対策　^{223}Ra およびその子孫核種からはα線，β線，γ線が放

出される．排泄経路はおもに便で，他に尿，汗，唾液などがある．呼気への排出は比較的少ない[4]．公衆被ばくおよび家族・介護者の医療被ばくのリスクは少ないが，投与後は患者の血液や，便，尿に多少の放射性物質が存在することになるため，家族や介護者の放射線防護として以下の内容を文書で説明し，理解を得ることが必要となる[4]．

◇投与後1週間の注意事項
・患者が出血した場合の血液はトイレットペーパーなどで拭き取り，トイレに流す．
・患者の尿や便に触れる可能性がある場合，汚染された衣類などに触る場合は手袋を装着し，体液に触れた場合は石けんでよく洗う．
・性行為は控える．
・投与後2〜3日間は患者と小児および妊婦との接触は最小限にする．
・入浴は最後に行い，入浴後の浴槽は洗剤を用いてブラッシングなどによりよく洗う．
・衣類などの洗濯は家族とは別に行う．血液や尿が付着したものは十分に予洗いをする．
・男性も排尿は座位で行い，使用後の便器の洗浄水は2回程度流す．便器や床面などに便や尿がこぼれた場合は，トイレットペーパーなどでよく拭き取りトイレに流す．
・排尿や排便後の手は，石けんでよく洗う．
・患者の排泄物や嘔吐物などが手や皮膚に触れた場合は，速やかに石けんで洗い，十分水洗する．

◇おむつ・導尿カテーテルを使用している場合の投与後1週間の注意事項
・おむつや導尿カテーテル，蓄尿パックの取り扱い時には，使い捨て手袋を着用する．
・尿失禁がありおむつを使用する患者にはビニール製のシーツを使用させることも推奨されている．
・導尿カテーテルを使用する場合の尿パック中の尿はトイレに捨て，洗浄水を2回程度流して，処理後はよく手を洗う．
・入院患者のカテーテル蓄尿パックは退院前に交換する．
・投与された ^{223}Ra の多くは便中に移行するため，家庭で使用した治療患者のおむつはビニール袋に入れて，便などの内容物が漏れないように封入し，一般ごみとして処理する．
・病院などで使用したおむつなどを感染性廃棄物として処理する場合は，「放射性医薬品を投与された患者さんのオムツ等の取扱いについて（核医学診療を行う医療従事者のためのガイドライン）」[3] を参照する．

3 | 放射線治療による有害事象と看護

　放射線治療では，ターゲットとなるがん細胞の死滅を目的として照射が行われるが，近接する正常組織・臓器への被ばくは免れない．そのため，照射範囲と線量に応じて有害事象が出現することになる．有害事象は急性期の有害事象と晩期の有害事象に分類される．有害事象の発症および重篤化が最小限になるように放射線治療計画が立てられている．腫瘍や正常組織・臓器に照射される線量を計算し，腫瘍への線量を100%とした場合に，同じ量（%で表記）の範囲を色別の線で結んだものを線量分布図という（図7B-7）．線量分布図から正常組織・臓器に照射される線量や部位を確認することで，有害事象の発症を予測することができる．

治療において照射位置のずれが生じると，治療計画通りの線量ががん細胞に照射されないと同時に，近接する組織・臓器への線量が増えることで有害事象の発症に結びつくため，毎回，位置照合を精密に行うことが求められる．その一方で，放射線治療は年々進化し，腫瘍周辺の正常組織・臓器への被ばくを極力低減する試みがなされ，有害事象の発症は以前に比べ少なくなってきている．また，放射線治療は外来通院で行われるケース

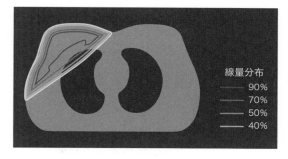

[図 7B-7] 線量分布図イメージ

や，入院治療の場合でも患者の ADL（activities of daily living，日常生活動作）は自立しているケースが多く，有害事象に対するケアは患者自身が日常生活のなかで行うことになる．治療の安全で安楽な完遂という目標を共有し，有害事象の予防や観察，ケアが自力で行えるようにセルフケア指導を行う必要がある．

1) 急性期の有害事象

通常，放射線治療開始から 2~3 週間の潜伏期間を経て，有害事象が発症してくる．治療中から 3 カ月以内に起こるものを急性期の有害事象とよぶ．急性期の有害事象は，皮膚や粘膜，骨髄，生殖腺などに生じる．照射範囲となった正常組織・臓器のうち，分裂・増殖が活発なもの，未分化なものほど影響が起こりやすい．これを「放射線の感受性が高い」という．おもな発症の機序としては，放射線被ばくによる細胞死であり，放射線により感受性の高い幹細胞（細胞の元になる細胞）が障害され，新たな細胞が補われなくなることで症状が発現する．評価には，米国 National Cancer Institute による「有害事象共通用語基準（Common Terminology Criteria for Adverse Events：CTCAE）version 5.0」の日本語訳版が一般的に用いられ，Grade 1 から Grade 5 の 5 段階で評価が行われる．この有害事象は，治療終了により被ばくの機会がなくなることで，一定期間を経て回復していく．急性期の有害事象は，放射線被ばくによる確定的影響（組織反応）によるものであるため，発症と重篤度は被ばく線量に依存する．とくに，放射線治療の大多数を占める外部照射においては，放射線皮膚炎は避けることができない有害事象である．また，放射線肺臓炎は，治療後半の急性期から照射後 6 カ月以内の亜急性期に発症し，一部の患者では重篤な転機をたどることもある．

照射範囲の局所に生じる有害事象の他に，全身症状が起こることもある．全身倦怠感や食欲不振，悪心・嘔吐などの症状で，放射線宿酔とよばれる．早い人では初回治療の 2~3 時間後に生じる場合もあり，10 日前後で軽減することが多い．

2) 晩期の有害事象

治療から 6 カ月以降に起こる有害事象は晩期の有害事象とよばれる．組織の線維化や血行障害が要因となり，萎縮や難治性潰瘍，瘻孔，線維化，瘢痕化などの不可逆的で回復困難な症状が発現する．放射線治療においては，晩期の有害事象をできる限り発生させない

ようにすることが重要であり，正常組織・臓器の耐容線量を考慮して治療計画が立てられる．耐容線量は，それぞれの臓器に固有であり，照射される臓器の体積などにより異なる．一般に TD5/5（照射後 5 年以内の有害事象発生率が 5％以下となる線量）を下回るように治療計画が立案される．たとえば，脊髄 5 cm の TD5/5 は 50 Gy，肺の体積 1/3 の TD5/5 は 45 Gy である．

3）おもな有害事象と看護

[1] 放射線皮膚炎

　照射開始後 2 週間頃から紅斑や熱感，乾性落屑を生じ，重篤化すると湿性落屑，びらんとなり，出血や疼痛を伴うようになる．皮膚の基底細胞や皮脂腺（**図 7B-8**）は放射線感受性が高いため，放射線の影響で増殖障害が起こり，表皮が菲薄化，乾燥する．皮膚のターンオーバー（14 日間）により角質層細胞が脱落し，真皮が露出することで湿性落屑となる．発症と重篤度は照射線量に依存し，発症を予防することは難しいが，初期段階から重篤化を防ぐためのケアを継続する必要がある．放射線皮膚炎のリスク因子としては，部位による放射線感受性の違い（前頸部や肘前部，膝窩部などは感受性が高い），腋窩・会陰部などのしわや乳房下縁などは皮膚の接触による摩擦や湿潤により皮膚炎が増悪しやすいこと，肥満や低栄養状態，日光への曝露，喫煙，合併疾患（血管障害を伴う疾患，糖尿病，甲状腺機能亢進症，膠原病など）があるとされている．また，分子標的薬剤や化学療法剤（アンスラサイクリン系，タキサン系，ゲムシタビンなど）が併用されている場合は，症状の増悪がみられる．急性の放射線皮膚炎が消退した後に，化学療法を行うことで皮膚炎が再増悪することがあり，放射線リコール現象とよばれる．

　看護ケアとしては，照射開始前より皮膚の洗浄と保湿を行うことが有用である．照射部位の洗浄は温水と泡立てた低刺激の石鹸を用い，タオルやスポンジを用いず愛護的に行う．また，皮脂量や角質の水分量を補う目的で低刺激の保湿剤を用いる．照射開始後は物理的・化学的刺激を避けるために皮膚を強くこすらない，硬い・締め付けの強い衣類を着用しない，剃刀で毛をそらない，刺激のある入浴剤や化粧品の使用を避けるなどの日常生活の注意が必要となるため，セルフケア指導を行う．症状の発現後は，ステロイド入りの軟膏などを塗布し，皮膚を保護する．金属含有の軟膏は照射時に散乱線が生じることで皮膚炎悪化のリスクがあるため，治療期間中は使用を控えることが望ましい．軟膏はすり込まないように塗布し（皮膚にのせて押さえるように浸透させる），ガーゼなどでの保護が必要な場合は絆創膏を使用しないか，照射部位を避けて貼付する．軟膏は毎日の治療終了後に塗布することを勧める．照射時に皮膚上に軟膏が残っている場合は，厚さによっては表面線量を増加させるリスクがあるため，愛護的に拭き取る必要があるが，油膜程度の厚さの場合は影響がないため拭き取りの必要はないとされている[5]．金

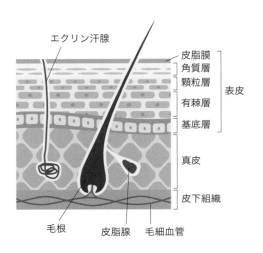

エクリン汗腺

皮脂膜
角質層
顆粒層
有棘層　　表皮
基底層

真皮

皮下組織

毛根　　皮脂腺　　毛細血管

[図 7B-8] 皮膚の構造

属含有の制汗剤の使用については，皮膚炎への影響は明確ではないが，治療期間中は金属非含有のものの使用を勧めるのがよいとされている[6].

[2] 口腔・咽頭粘膜炎

　頭頸部への照射で口腔や咽頭が照射野に含まれている場合にはほぼ必発し，分子標的薬剤や化学療法剤の併用では早期に発症し，重篤化しやすい．照射開始の2～3週間後から粘膜の紅斑，浮腫，びらん，出血，疼痛，嚥下時痛が生じる．皮膚と同様に，粘膜の基底細胞が障害されることで粘膜が欠落し，潰瘍が形成される．発症を予防することは難しいが，潰瘍からの二次感染を防ぐことで重篤化のリスクが減少する．

　看護ケアとしては，治療開始前に口腔内の状態を確認し歯石除去を行って清潔を保つことと，齲歯の治療を済ませておく．また，齲歯治療後の金冠により放射線の散乱が生じ，口腔粘膜炎のリスクが高まるため，金冠を外す処置が必要になる場合もある．散乱線による影響や近接組織・臓器の線量を低減する目的の補助装置（スペーサー，マウスピースなど）を作製する場合もある．治療開始後も口腔内の清潔を保つこと，物理的・化学的刺激を避けるために柔らかい歯ブラシやスポンジブラシを使用し，ブクブクうがい（含嗽水を口腔に含み，頬を動かす方法）で洗浄する，固い食物や刺激物の摂取は控える，飲酒・喫煙をしないなどの日常生活の注意が必要となるため，セルフケア指導を行う．義歯は清潔に保ち，粘膜の保護のために食事の時にのみ装着するなど，支障がない限り外しておくことが望ましい．症状の発現後は，症状に応じて含嗽薬や粘膜保護剤，人口唾液，保湿剤を用い，さらに疼痛の程度に合わせ鎮痛効果のある含嗽薬やステロイド入りの薬剤，アセトアミノフェンや非ステロイド性消炎鎮痛剤（NSAIDs）なども用いる．疼痛コントロールが難しい場合はオピオイドなどの医療用麻薬を用いることもある．氷片などで冷却することも有効である．疼痛のために水分や食事の摂取量減少が生じることもあるため，食事内容の工夫（硬い食材，濃い味付け，極端に熱いものや冷たいものを避けるなど），栄養補助剤の活用や輸液，経管栄養も考慮する．

[3] 唾液分泌低下

　唾液腺（図7B-9）が照射野に含まれている場合には，唾液の分泌量が減少し，口腔粘膜の乾燥が起こる．唾液は口腔内で咀嚼された食塊をひとまとめにして嚥下しやすくする役割があるため，分泌量の低下により摂食障害が生じる．また，口腔内の保護や自浄作用，抗菌作用をもつことから，口腔粘膜炎の悪化に結びつくことや，会話をしにくくなることもある．粘液腺に比べ漿液腺の放射線感受性が高いため，はじめに漿液性の唾液分泌が減少する．唾液分泌量の減少は治療開始後2週間頃から生じ，治療終了後6カ月～1年程度で軽減する．完全には元に戻らない場合もあり，総線量60Gyの照射では不可逆的な障害となる．

　看護ケアとしては，症状に応じて水分摂取，氷を含む，人口唾液や保湿剤の使用，ガムをかむ，唾液

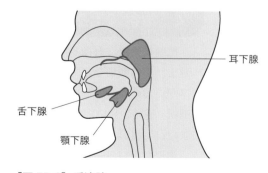

[図7B-9] 唾液腺

耳下腺

舌下腺

顎下腺

腺マッサージにより唾液腺を刺激し分泌を促進するなどを行う．食事の工夫としては，水分が多く柔らかい食品，とろみをつけた食品，飲み物と一緒に食べるなどが有用である．

[4] 放射線膀胱炎

膀胱が照射野に含まれている場合には，開始から3週間程度で膀胱粘膜の欠落や炎症が生じ，頻尿や排尿時痛，残尿感，さらに重篤化すると出血が起こる．治療終了後は2～4週間で軽減する．前立腺がんや子宮頸がんでは，膀胱壁の照射量を減少させる目的で，照射時に膀胱内に蓄尿し，拡張させておく方法がとられる．

看護ケアとしては，水分摂取を促して排尿量を保ち，細菌感染のリスクを減らすようにする必要がある．患者は頻尿による苦痛があることで水分摂取を控える傾向にあるため，摂取の必要性や目安，摂取方法の工夫（夜間の尿回数が多い場合は，就寝前の水分摂取を控えるなど）を話し合い，納得して無理なく継続できる方法を探る．また，アルコールや利尿作用のあるカフェイン入りの飲み物，刺激物の大量の摂取を控えることや，禁煙の指導を行う．

[5] 放射線肺臓炎と放射線肺線維症

肺が照射野に含まれている場合の有害事象には，照射終了後，半年程度（多くは1～3カ月）までの比較的早期に起こる亜急性有害事象である放射線肺臓炎と，それ以降に起こる晩期の有害事象の放射線肺線維症がある．発症は肺への照射体積と総線量に依存する．放射線肺臓炎の症状は乾性咳嗽，発熱，呼吸困難などであり，リスク要因としては高齢，女性，喫煙歴，併存肺疾患（間質性肺炎，慢性閉塞性肺疾患），肺機能不良，肺下葉への照射，化学療法の併用などが知られている．感染性肺炎との鑑別が必要であるため，症状出現時の病院受診では放射線治療歴を伝えるよう指導を行っておく必要がある．放射線肺線維症を起こした場合は，不可逆的であり，線維化した肺胞が機能しないため酸素療法が必要になることもある．

[6] 照射による発がん（二次がん）

照射から一定期間後に照射部位に新たに発生したがんであり，原発巣（一次がん）の病理組織像とは異なるものをいう．発症リスクは高くはないが，線量に依存し，長期生存の可能性が高い小児ではリスクが高くなる．

4 | 放射線治療におけるチーム医療と看護の役割

放射線治療における医療チームは放射線治療科医師，看護師，診療放射線技師，医学物理士，事務職員などで構成される．チーム医療は「医療に従事する多種多様な医療スタッフが，おのおのの高い専門性を前提に，目的と情報を共有し，業務を分担しつつも互いに連携・補完し合い，患者の状況に的確に対応した医療を提供すること」と理解されている．また，看護師は診察・治療などに関連する業務から患者の療養生活の支援に至るまで幅広い業務を担いうることから，「チーム医療のキーパーソン」として大きな期待が寄せられている[6]．医療の高度化・複雑化に伴い，年々進化した新たな放射線治療が行われるように

なっている．チーム医療を担う各職種が役割と専門性を発揮して多面的な視点で患者にかかわると同時に，スタッフ間で情報共有を行い，協働して患者の身体的，心理・社会的状態や治療環境を整えることが必要である．看護師は高いコミュニケーション能力を生かし，情報共有と協働の要となることが期待されている．

　放射線治療を受ける患者のほとんどはがん患者であることから，治療方法や有害事象，治療効果などに対する不安に加え，がん患者特有の複雑な身体，心理・社会的背景をもつことが多い．対応が難しいケースでは，がん看護専門看護師やがん放射線療法看護認定看護師と連携し，質の高い看護ケアの提供をしていくことも必要である．2022年には専門看護師分野に新たに「放射線看護」が加わったことで，活用可能な高度看護実践者の幅が広がっている．

■ 本章のまとめ

- ◉ **放射線治療では臓器が温存**されるため，**機能・形態障害のリスクは低く**，小児から高齢者まで**幅広い年代の患者**が適応となる．
- ◉ 放射線治療を受ける患者の看護における**看護師の役割**は，**治療目的が達成**できるように，**安全で効果的**な放射線治療が，**安楽に，安心して**受けられるように**支援を行う**ことである．
- ◉ がんによる苦痛症状の悪化や放射線治療に伴う有害事象の発症・悪化などにより**治療の継続**に支障をきたすことがないように，**症状コントロール**や**治療環境の整備**，**精神的支援**を行う必要がある．
- ◉ 放射線治療の**経過に応じて**，**意思決定支援**や治療に関する**注意事項，有害事象の説明と対処方法，セルフケア支援**を行う必要がある．
- ◉ 医療者や家族・介護者が被ばくリスクを伴う場合は，その**特徴に応じた被ばく防護対策**について理解し，指導を行う必要がある．
- ◉ 放射線治療は腫瘍細胞の死滅を目的として照射が行われるが，**近接する正常組織・臓器への被ばく**は避けることができず，**照射範囲**と**線量**に応じて**有害事象**が出現する．
- ◉ 有害事象に対するケアは**患者自身が日常生活のなかで**行うことになる．**治療の安全で安楽な完遂**という目標を共有し，**有害事象の予防や観察，ケア**が自力で行えるように**セルフケア指導**を行う必要がある．
- ◉ 放射線治療においては，**各職種が役割と専門性を発揮して多面的な視点で患者にかかわる**と同時に，**情報共有**を行い，**協働**して患者の**身体的，心理・社会的状態や治療環境を整える**ことが必要である．

文献

1) 日本放射線腫瘍学会，日本泌尿器科学会・他（2018）：シード線源による前立腺永久挿入密封小線源治療の安全管理に関するガイドライン．第六版．
https://www.jrias.or.jp/report/cat4/405.html [2022/9/1 閲覧]
2) 日本医学放射線学会，日本核医学会・他（2013）：放射性ヨウ化（I-131）ナトリウムカプセルを用いた内用療法の適正使用マニュアル．改訂第3版．
http://jsnm.org/archives/801/ [2022/9/1 閲覧]

3) 日本核医学会，日本医学放射線学会・他（2004）：放射性医薬品を投与された患者さんのオムツ等の取扱いについて（核医学診療を行う医療従事者のためのガイドライン）．改訂2版．
http://jsnm.org/archives/734/ [2022/9/1 閲覧]

4) 日本医学放射線学会，日本核医学会・他（2016）：塩化ラジウム（Ra-223）注射液を用いる内用療法の適正使用マニュアル．第1版．
http://jsnm.org/archives/790/ [2022/9/1 閲覧]

5) 日本がんサポーティブケア学会（2021）：がん治療におけるアピアランスケアガイドライン 2021 年版．第2版，金原出版，pp113-115．

6) 日本がんサポーティブケア学会（2021）：がん治療におけるアピアランスケアガイドライン 2021 年版．第2版，金原出版，pp107-112．

7) 厚生労働省（2010）：チーム医療の推進について（チーム医療の推進に関する検討会　報告書）．
https://www.mhlw.go.jp/shingi/2010/03/dl/s0319-9a.pdf [2022/9/1 閲覧]

第8章A 原子力災害，被ばく医療，医療被ばく——知識編

> **この章のねらい（到達目標）**
>
> **1** 過去の有名な原子力災害・放射線事故事例を説明できる．
> **2** 日本の原子力災害医療体制，被ばく医療体制を説明できる．
> **3** 患者の救命が最優先という被ばく医療の原則以下，基本的な診療について説明できる．

1 | 放射線事故／原子力災害とは

　放射線事故とは，放射線利用に際して生じる意図しない被ばく，放射性物質の拡散，原子力関連施設における臨界事故などの総称である．一般的には医療や工業をはじめとしたさまざまな分野における放射線および放射性物質の取り扱いに関する事故事象を指すが，広義では核兵器攻撃やダーティー・ボム（dirty bomb）といったテロリズムを含める場合もある．また，わが国では原子力施設における放射線事故については原子力災害という言葉を使うことが多く，原子力災害対策特別措置法において原子力災害は「原子力緊急事態により国民の生命，身体または財産に生ずる被害」と明確に定義がなされている．

　国際原子力機関（International Atomic Energy Agency：IAEA）は放射線事故の重大性を示す指標として国際原子力事象評価尺度（International Nuclear and Radiological Event Scale：INES）を示している[1]．INES は放射線事故の重大性をレベル０から７までの８段階で評価する指標であり，おもにレベル４から７までを重大な事故事象として大別している．最も重大な放射線事故とされるレベル７の事象として，チョルノービリ（チェルノブイリ）原子力発電所事故と福島第一原子力発電所事故が存在する．また，わが国において生じた放射線事故事例のうち，INES レベル４以上の事例は福島第一原子力発電所事故以外に東海村 JCO 臨界事故が存在する（後述）．本章では過去の原子力災害および放射線事故事例とともに，現在の日本の原子力災害医療体制を概説し，被ばく／汚染傷病者対応に際し看護師に求められる基礎的な技術を述べる．また，放射線の医療利用に際する

> **Column**
> ## ダーティー・ボム（dirty bomb）
> 　放射性物質が含まれた爆発物．放射性物質を爆発により拡散させ，周囲を汚染させるといったテロ行為に使用される可能性があるもの．

「被ばく」と「汚染」の違い

　放射線や放射性物質の安全管理，放射線事故や原子力災害議論をする際，よく「被ばく」「汚染」といった用語が使用される．放射線，とくに原子力災害や放射線事故が生じた際の医療対応を学ぶにあたって，それぞれの用語がどのような意味をもち使用されるのか，今一度確認したい．

　「被ばく」という用語は「人体が放射線を受けること」を意味する．イラストAは熱線＝放射線と見立てたもので，人体が大量の熱線を受ける（＝大量の放射線被ばくをする）と熱傷（＝放射線による皮膚障害）を負うというイメージを表現している．ここで，傷病者に対する看護を考えてみよう．熱線により熱傷を受傷した傷病者に接しても，看護師をはじめとする術者に熱傷（熱線の影響）は移らない．放射線による被ばくも同様で，傷病者への被ばくの影響が術者へ移ることは起こりえない．X線CT検査やレントゲン検査を受けた患者も放射線による被ばくをしているが，検査後の患者介助に伴い看護師が放射線防護装備を身に着けたりすることはないのと同じで，被ばく傷病者の対応時は平時通り落ち着いた医療対応を行えばよい．

　一方で，「汚染」という用語は「放射性物質が体内外に付着していること」を意味する．イラストBはペンキ＝放射性物質と見立てたもので，ひとりの作業員がペンキで汚れている（＝放射性物質で汚染されている）状況を表現している．先ほどの被ばくと違い，ペンキの汚れ（＝放射性物質による汚染）を落とそうとすると，使用するガーゼや水，対応者にペンキ（＝放射性物質）が移る可能性がある．そのため，原子力災害時の医療を考えると，汚染傷病者または汚染の疑いがある傷病者に接する際，医師や看護師は自らの身を守るために個人防護装備を着用する必要がある．

A

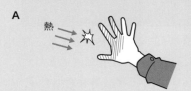

熱（放射線）によって熱傷（放射線による皮膚障害）を負った負傷者の対応をしても…
対応者に熱傷／熱（放射線障害／放射線）は移らない

B

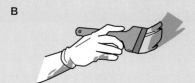

ペンキ汚れ（放射線物質による汚染）をガーゼや水で除去しようとすると…
そのガーゼや水，対応者にペンキ（放射性物質）が移る可能性がある

患者の被ばくについても触れる．

2 ｜ 過去の原子力災害・放射線事故事例

　放射線については，ドイツの物理学者レントゲン（Röntgen WC）により1895年にX線が発見されて以降，今日に至るまで約130年の歴史が存在する（第1章参照）．1900年代初頭より放射線は医療・工業をはじめとする多種多様な分野で利用され始めてきたが，同時に，事象こそまれであるが，放射線事故／原子力災害が発生してきている．以下，国内外における社会的影響が大きい事例をいくつか紹介する．

1）海外の事例

[1] ロスアラモス研究所事故（1945，1946年，米国）

　米国のロスアラモス研究所での被ばく事故は，核兵器開発実験に伴う放射線事故である．この研究所では1945年と1946年に，実験中にベリリウムの中性子反射板をプルト

ニウム集合体の上に落としたことが原因の臨界事故が計2回発生した．これらの事故では，1回目の事故で1例，2回目の事故で8例，計9例の高線量被ばく患者が発生した．1946年の事故報告では，臨界地点から一番近くにいた実験者は20Sv以上の被ばくを受けたとされ，病院に搬送された時点で数回の嘔吐をしていたと述べられている．やがて手の痺れ，水疱疹がひどくなり被ばく5日後から白血球数が激減，輸血の効果もなく被ばく9日後に死亡した．人為的な事故による高線量被ばく患者が出た初めての事例であり，急性放射線症候群（ARS）の概念が形成される大きな起点になった放射線事故事例である．

[2] ハンフォード事故（1974年，米国）

　1974年，米国ハンフォードの核施設において，イオン交換樹脂に吸着させた高濃度のアメリシウム241（^{241}Am）カラムを放置したことに起因してグローブボックス内で爆発が生じ，作業員1人が大量の^{241}Amによる体表面汚染と内部汚染を受けた放射線事故である．事故に巻き込まれたこの作業員は約37MBqの^{241}Amによる内部被ばくを受けたと記録されており，史上最も重篤な内部汚染事故のひとつとして認識されている．治療には当時持ち合わせていた知見を基に，約18カ月にもわたりAmのキレート剤（CaDTPA，ZnDTPA）が投与された．この事故を機に，内部汚染の診断と治療の整備が格段に進み，後年，米国の放射線防護審議会の公式文書では内部汚染に関する対策項目が具体化された．

[3] チョルノービリ原子力発電所事故（1986年，旧ソ連）

　1986年に発生した旧ソ連（現ウクライナ）チョルノービリ原子力発電所事故は，一般市民も含め，史上最も多くの被ばく者を出した放射線事故事例である．この事故は外部電源喪失を想定した非常用発電系統の確認実験中，制御不能に陥り炉心が融解したことが原因であり，これによって水蒸気爆発および放射性物質の放出が起こり，付近住民のみならず地球規模の大きな災害へと発展してしまった．IAEAの報告によると，原子炉の消火にあたった作業員134人がARS症状を呈したとされており，これは世界で報告されているARSの約1/3にあたる数である[2]．134人中28人は短期間に死亡しており，そのうち95％は全身線量で6.5Gyを超えていたという報告も出されている．本事故は平時における最も多数の被ばく者を出した災害であると同時に，β線熱傷の治療実験も初めて施された事故事例である．

[4] ゴイアニア事故（1987 年，ブラジル）

1987 年にブラジルのゴイアニア市で発生したこの事故は，使用されなくなった放射線治療施設内よりセシウム（Cs）線源が持ち出され，粉末状となったセシウム 137（^{137}Cs）が一般市民の手に渡ってしまったという放射線事故事例である．原子力関連施設や研究所以外における放射線事故のなかで，最も多くの被害を生んだ事故として INES レベル 5 にランク付けされている．ゴイアニア市の一般市民，約 11 万人以上の汚染検査を実施し，^{137}Cs を吸い込んだ内部汚染患者に対しては Cs のキレート剤であるプルシアンブルーが長期的に投与された初めての事例である．また，プルシアンブルーによって Cs の生物学的半減期が短くなることが示された世界初の事例でもある．

2）国内の事例

[1] 東海村 JCO 臨界事故（1999 年）

1999 年 9 月 30 日，茨城県東海村にある株式会社ジェー・シー・オー（JCO）の核燃料加工工場において，わが国で初めての臨界事故（「東海村 JCO 臨界事故」）が起こった．硝酸ウラニル溶液の均一化作業において，使用目的の異なる沈殿槽に臨界質量以上のウランを含む硝酸ウラニル溶液が注入されたことにより臨界状態となった．これにより，作業を行っていた 3 人が高線量・高線量率の中性子線・γ 線によって被ばくし，大量の中性子が施設の敷地外にまで放出される事態となった．冷却水の抜き取りによって 10 月 1 日早朝に臨界は停止した．周辺住民に対しては，半径 350 m 圏内の避難要請，半径 10 km 圏内の屋内退避勧告がそれぞれ 10 月 1 日，2 日まで続いた．高線量被ばくした作業員 3 人のうち 2 人が事故 83 日後，211 日後に ARS による多臓器不全により亡くなった．また，臨界停止作業に従事した JCO 従業員，救助活動を行った消防署員，行政関係者らに加え，周辺住民も低線量被ばくをした．この事故は INES レベル 4 にレーティングされている．

[2] 福島第一原子力発電所事故（2011 年）

福島第一原子力発電所では，2011 年 3 月 11 日の平成 23 年東北地方太平洋沖地震やそれに伴う津波によって全電源を喪失したことにより冷却機能を失い，炉心溶融が起こった．この影響で大量発生した水素が建屋内に充満し，水素爆発に至った．その間，近隣住民に対して避難指示が発せられ，その範囲は徐々に拡大し最初の水素爆発が発生した 3 月 12 日には福島第一原子力発電所から半径 20 km 以内の住民が対象となった．4 月 22 日には，警戒区域（20 km 圏内），計画的避難区域（20 km 圏外で年間実効線量が 20 mSv を上回る可能性のある区域）が定められ，近隣の住民は長期にわたる避難生活が強いられることとなった．

水素爆発などの結果，大気，海洋などの環境中に大量の放射性物質が放出された．放出量や人体に対する影響の面から，主要な放出核種はヨウ素 131（^{131}I），セシウム 134（^{134}Cs），セシウム 137（^{137}Cs），ストロンチウム 90（^{90}Sr）である．半減期が 8 日であることから，事故直後の影響が懸念された ^{131}I による住民の甲状腺等価線量は，中央値が 4.2 mSv（20 歳未満），3.5 mSv（20 歳以上），最大値は 23 mSv（20 歳未満），33 mSv（20 歳以上）であったという報告がある[3]．また，福島第一原子力発電所の作業員については，

内部被ばくと外部被ばくをあわせると，174 人が 100 mSv を超える被ばくをした（うち，6 人が 250 mSv 超である）[4]．一方で，幸いなことにこの事故による高線量外部被ばく傷病者の発生はなかった．この事故は INES レベル 7 にレーティングされている．

[3] 大洗研究開発センター燃料研究棟における汚染事故（2017 年）

　2017 年 6 月 6 日，日本原子力研究開発機構大洗研究開発センターにある燃料研究棟で作業員 5 人が α 核種であるプルトニウム（Pu）とアメリシウム（Am）の入った貯蔵容器を点検していたところ，樹脂製の袋が破裂して汚染・被ばくが発生した．作業員の内部被ばくでの被ばく線量は，預託実効線量（Column 参照）100～200 mSv が 1 人，10～50 mSv が 2 人，10 mSv 未満が 2 人と評価されている．研究棟建屋外や環境への影響はなかった．この事故は INES レベル 2 にレーティングされている．また，日本国内における放射線事故で，初めて Am のキレート剤が投与された事例となっている．

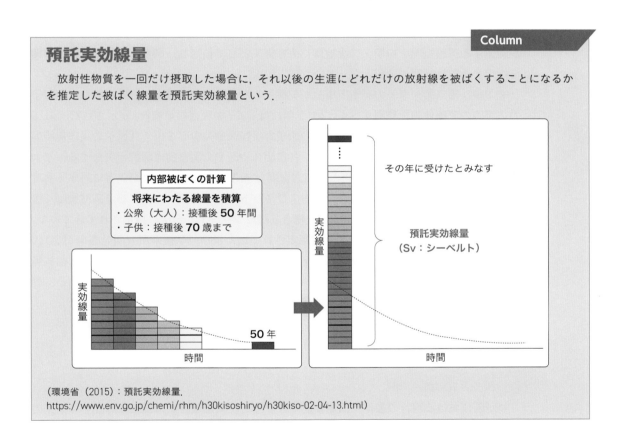

Column

預託実効線量

　放射性物質を一回だけ摂取した場合に，それ以後の生涯にどれだけの放射線を被ばくすることになるかを推定した被ばく線量を預託実効線量という．

内部被ばくの計算
将来にわたる線量を積算
・公衆（大人）：接種後 50 年間
・子供：接種後 70 歳まで

実効線量

50 年

時間

その年に受けたとみなす

預託実効線量
（Sv：シーベルト）

実効線量

時間

（環境省（2015）：預託実効線量．
https://www.env.go.jp/chemi/rhm/h30kisoshiryo/h30kiso-02-04-13.html）

3 ｜ 被ばく医療，原子力災害医療

1）被ばく医療，原子力災害医療とは

　放射線事故や原子力災害など，何らかの放射線緊急事態時における受傷者には放射線被ばくや放射能汚染が伴う可能性があり，被ばく／汚染傷病者に対する救急医療の提供や線

量評価などを総称して「（緊急）被ばく医療」とよんでいる．また，わが国では原子力関連施設における何らかの事象に起因する被ばく医療のことを原子力災害（時）医療とよんでおり，原子力規制委員会または原子力規制庁が医療体制や住民避難に関する指針を示している．なお，被ばく医療・原子力災害医療という用語は被ばく／汚染傷病者に対する救急医療提供的な意味合いのみならず，放射線の環境放出により長期的な避難を強いられる住民のメンタルケアを含め，関連する医療対応に広く使われる．

2）日本における被ばく医療・原子力災害医療体制の変遷

わが国では，東海村 JCO 臨界事故が発生した 1999 年に「原子力災害対策特別措置法」が制定され，また 2 年後の 2001 年に当時の原子力安全委員会専門部会において「緊急被ばく医療のあり方について」が取りまとめられ，重篤な被ばく／汚染傷病者が発生するような局所的な放射線事故に備えるべく被ばく医療体制の整備方針が示されてきた．「緊急被ばく医療のあり方について」では，原子力関連施設を保有する道府県および隣接道府県が関連する医療機関を初期・二次被ばく医療機関として指定し，国が三次被ばく医療機関を指定するツリー型の体制となっていた．

その後，福島第一原子力発電所事故を契機として，地震や津波を伴う大規模な複合原子力災害時の医療体制を整備すべく，2012 年には「原子力災害対策指針」が示された．2015年の指針改定を経て，現在は被災地域の原子力災害医療の中心を担う「原子力災害拠点病院」が関連道府県に指定された．また，各自治体や原子力災害拠点病院が実施する原子力災害対策に協力する「原子力災害医療協力機関」，重度の被ばく／汚染傷病者に対する高度専門的な医療の提供や平時の人材育成およびネットワーク構築を支援する「高度被ばく医療支援センター」と「原子力災害医療・総合支援センター」が全国に指定されてきている．なお，高度被ばく医療支援センターに指定されていた量子科学技術研究開発機構が 2019年より「基幹高度被ばく医療支援センター」として新たに指定を受け，おもに放射線線量評価において平時から専門的な研修を関係者に実施できるよう準備が進められている．福島第一原子力発電所事故後の現在の被ばく医療体制の概略を図 8A-1 に示す．

3）日本の現在の被ばく医療体制

[1] 原子力災害拠点病院

わが国における現行の被ばく医療体制のなかでも，関連道府県に指定されている原子力災害拠点病院は被ばく／汚染傷病者への医療提供の要として認識されている．原子力災害対策指針内では原子力災害拠点病院の指定要件として，「原子力災害時において，汚染の有無にかかわらず傷病者等を受け入れ，被ばくがある場合には適切な診療等を行う」と記載されており，原子力災害急性期において傷病者対応を担うことが期待されている．加えて，原子力災害拠点病院は有事の際に「原子力災害医療派遣チーム」を派遣する機能を有することが求められている．原子力災害医療派遣チームは原子力災害時における医療派遣チームであり，活動内容は 2017 年 3 月に原子力規制庁より示された「原子力災害医療派遣チーム活動要領」によって定義されている．同活動要領によると，おもな役割は被災道府県の

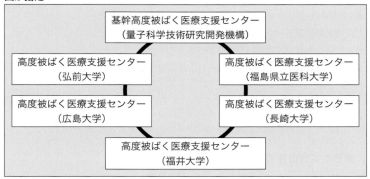

国が指定

(基幹) 高度被ばく医療支援センターの役割
◆原子力災害拠点病院では対応ができない高度専門的な診療
◆被ばく医療にかかわる専門教育・研修の実施

国が指定

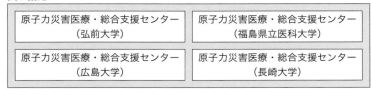

原子力災害医療・総合支援センターの役割
◆平時における関連医療機関間のネットワーク構築支援
◆有事における原子力災害医療派遣チームの派遣調整

自治体が指定

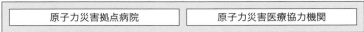

原子力災害拠点病院の役割
◆汚染の有無にかかわらず傷病者などを受け入れ，被ばく医療の中心的役割を果た
◆原子力災害医療派遣チームを保有する

原子力災害医療協力機関
◆原子力災害拠点病院や自治体の被ばく医療活動をサポートする

[図 8A-1] わが国の被ばく医療体制の概略

原子力災害拠点病院に対する支援活動であり，被ばく／汚染傷病者に対する救急医療の提供および両支援センターへの搬送支援と定義されている．2022 年 6 月 1 日現在，全国で 51 の医療機関が原子力災害拠点病院として登録されている[5]．

[2] 原子力災害医療協力機関
　原子力災害医療協力機関の役割は「原子力災害時に立地道府県等や原子力災害拠点病院が行う原子力災害対策に協力できる機関」と定義されている．原子力規制庁の資料において示されている具体的な指定要件を**表 8A-1** に示す．**表 8A-1** に示した 7 項目のうち 1 項目以上の機能を有する機関を，原子力災害医療協力機関として自治体が指定できることとなっており，病院などの医療機関をはじめ，医師会，看護師会，診療放射線技師会，薬剤

A) 被ばく傷病者等の初期診療及び救急診療を行うことができること．

B) 被災者の放射性物質による汚染の測定を行うことができること．

C) 原子力災害医療派遣チームを保有し，その派遣体制を有すること．

D) 救護所に医療従事者の派遣を行うことができること．

E) 国からの指示に基づき，避難住民等に対し，防護措置を実施すべき基準以下であるか否かを確認する検査（避難退域時検査）を実施することができる放射性物質の検査チームの派遣を行うことができること．

F) 立地道府県等が行う安定ヨウ素剤配布の支援を行うことができること．

G) その他，原子力災害発生時に必要な支援を行うことができること．

[表 8A-1] 原子力災害医療協力機関に求められる機能
（原子力規制庁（2018）：原子力災害拠点病院等の施設要件．
https://www.mext.go.jp/content/20200128-mxt_kibanken02-000004456_4.pdf）

師会などさまざまな職業団体も幅広く指定を受けている．2022 年 6 月 1 日現在，全国で 332 の機関が原子力災害医療協力機関として登録されている[5]．

[3]（基幹）高度被ばく医療支援センターと原子力災害医療・総合支援センター

　高度被ばく医療支援センターは被ばく／汚染傷病者の長期的かつ専門的な治療を実施でき，かつ高度専門的な線量評価分析を実施できる設備や人材を備えた機関とされており，全国で 6 機関（量子科学技術研究開発機構，弘前大学，福島県立医科大学，福井大学，広島大学，長崎大学）が原子力規制委員会より指定されている．このうち量子科学技術研究開発機構は，前述のように 2019 年度より基幹高度被ばく医療支援センターとして指定を受けており，線量評価分析にかかわる人材の育成や専門家のネットワーク構築において中心的役割を担うこととなっている．原子力災害医療・総合支援センターはおもに原子力災害医療派遣チームの派遣について調整・統括的役割を担うことが求められている．全国で 4 機関（弘前大学，福島県立医科大学，広島大学，長崎大学）が指定をされており，平時において全国の原子力災害医療派遣チームメンバーの育成に尽力している．両支援センターは有事の際，相互に連携しながら被災地域の原子力災害拠点病院を支えるとともに，重篤な被ばく／汚染傷病者の対応が求められる．加えて平時においては全国的なネットワーク構築と人材育成を担うことが求められている．

4）被ばく／汚染傷病者に対する初期診療

　放射線事故などに起因して被ばく／汚染傷病者が発生し，原子力災害拠点病院などの医療機関に患者が搬送された際の初期診療では，通常の救急診療の考え方をベースにしつつ外部被ばく・内部被ばく・体表面汚染などへの対応が求められる．ここで忘れてはならない点として，全身状態およびバイタルサインが不安定な際は，蘇生および外傷診療を行い，患者状態を安定化させることが最優先である．患者状態が安定化されたことを確認した後，体表面の汚染検査や患者の被ばくの程度を調べるための線量評価用生体試料の採取，体表面に汚染が認められる際には除染が実施される．

「線量評価」とは？

　患者の血圧が知りたいときは血圧計，心臓の動きを知りたいときは心電図，というように，それぞれに対応する検査法や機器が存在している．では，患者の被ばくや汚染の程度を知るにはどうすればよいだろうか．

　患者の被ばくや汚染の状況を調べるにはさまざまな放射線測定器を使用する必要があり，また，生体試料を使うこともある．被ばくの程度を知るためには，血液や爪といった生体試料をさまざまな専用の機器類で調査する方法が，汚染の程度を知るためには，放射線測定器を体表面に近づけて直接測る方法や，尿試料などの生体試料を用いる方法が用いられる．

　このように，さまざまな方法を駆使して患者の被ばくや汚染の状況を知ることを総じて「線量評価」という．被ばく／汚染患者の診療方針を決めるうえで非常に重要な検査のひとつである．

---

4 | 放射線医療と医療被ばく

1）放射線医療

　放射線医療は，放射線や放射性同位元素（ラジオアイソトープ，RI）を用いた「検査」と「治療」の2つに大別される．

　検査では，X線撮影以外に，コンピュータ断層撮影（CT），磁気共鳴画像（MRI），陽電子放出断層撮影（PET）などの診断機器が用いられ，病気の種類に応じてこれらを使い分けて総合的に判断する．放射線治療は，手術治療，薬物治療（抗がん剤治療）と並ぶがんの三大療法の1つに位置づけられる．単独もしくは薬物治療や手術と併用されることもあり，病巣局所に対する治療でありながら，手術とは異なり，臓器を除去せずに治療が可能である．とくにがん治療では，病巣に対して体外から放射線を照射する外部照射が多用される．用いる放射線，装置や方法により数種類に分類される．

2）医療被ばくの現状[6]

　国際連合の科学委員会であるUNSCEARの2000年報告では，放射線診断に伴う医療被ばくの世界平均は年間0.4 mSvとしているが，2008年報告では年間0.6 mSvと，50％の増加を報告している．これは放射線診断数の増加によるものであるが，日本においてもその数は増加し（＞のべ1億件/年），がん患者を中心とした放射線治療においても同様で，社会の高齢化も伴って年々増加している．放射線診断による被ばく線量は，検査の種類によって大きく異なるが，日本の年間1人あたりの医療被ばくの実効線量は，2.6 mSvと報告され（図8A-2），世界平均の年間平均0.6 mSvを大きく上回り，自然放射線による年間被ばく線量2.1 mSv（日本平均）をも超えている．日本の医療被ばくは他の先進国と比べて高いといえる．

　こうした医療被ばくの増加の要因として，世界的なX線CTの普及があげられる．とくにCT装置保有数の1位は日本で，人口100万人あたりのCT台数も約100台とOECD

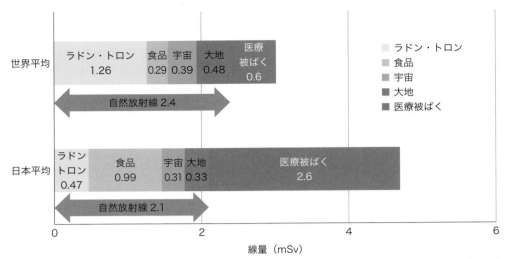

出典：国連科学委員会 2008 年報告，原子力安全協会「生活環境放射線（国民線量の算定）第 3 版」（2020）より作成

[図 8A-2] 年間あたりの被ばく線量の比較
（環境省（2022）：年間当たりの被ばく線量の比較.
https://www.env.go.jp/chemi/rhm/r4kisoshiryo/r4kiso-02-05-03.html ［2023/7/7 閲覧］）

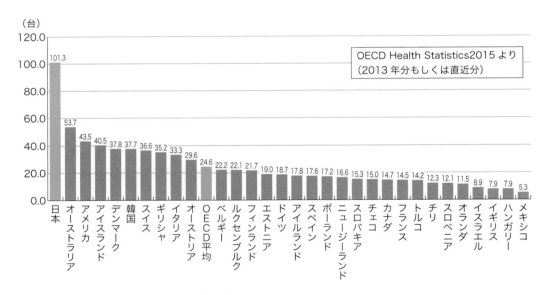

[図 8A-3] 人口 100 万人あたりの CT 台数
（厚生労働省（2016）：医療機器の配置及び安全管理の状況等について.
https://www.mhlw.go.jp/file/05-Shingikai-10801000-Iseikyoku-Soumuka/0000130336.pdf ［2023/3/30 閲覧］）

（Organisation for Economic Co-operation and Development，経済協力開発機構）加盟国平均の約 4 倍となっている（図 8A-3）．一方で，日本は CT 台数に比べて人口あたりの検査数は多くない．いずれにしても，他の先進国に比べて日本では CT 装置の整備が進んでおり，その結果として医療被ばく増加につながっている．

こうした医療被ばくにおいては，放射線防護の三原則（第 5 章 B 参照）のうち，放射線によるリスクよりも放射線検査から得られる便益（ベネフィット）のほうが上回るという

検査の種類	診断参考レベル		実際の被ばく線量		
	IAEA ガイダンスレベル	日本放射線技師会ガイドライン	線量の種類	線量	線量の種類
胸部撮影	0.4 mGy	0.3 mGy	入射表面線量	0.06 mSv	実効線量
上部消化管検査		直接 100 mGy 間接 50 mGy	入射表面線量	3 mSv 程度	実効線量
乳房撮影	3 mGy	2 mGy	乳腺線量	2 mGy 程度	乳腺線量
透視	通常 25 mGy/分 （高レベル100 mGy/分）	透視線量率 25 mGy/分	入射表面線量率	手技により異なる	
歯科撮影	なし	なし		2〜10 μSv 程度	実効線量
CT 撮影	頭部 50 mGy 腹部 25 mGy	頭部 65 mGy 腹部 25 mGy	CT 線量指標	5〜30 mSv 程度	実効線量
核医学検査	放射性医薬品ごとの値	放射性医薬品ごとの値	投与放射能	0.5〜15 mSv 程度	実効線量
PET 検査	放射性医薬品ごとの値	放射性医薬品ごとの値	投与放射能	2〜20 mSv 程度	実効線量

[表 8A-2] 各放射線診療の診断参考レベルと実際の被ばく線量
（量子科学技術研究開発機構（2018）：CT 検査など医療被ばくに関する Q&A.
https://www.qst.go.jp/site/qms/1889.html. [2022/9/30 閲覧]）

検査の「正当化」と，診療に適切な線量の管理を行う「最適化」という考え方が重要となる．医療における放射線被ばくの最適化は，できるだけ被ばくを少なくするよう努力するという ALARA 原則に従って行われているが，職業被ばくや公衆被ばくと違い，患者の医療被ばくについては診断・治療成果といった医学的メリット享受のため，線量限度は定められていない．

ICRP は最適化のために，診断参考レベル（diagnostic reference level：DRL）を推奨している．2015 年には，放射線医療における患者被ばくの最適化に資する資料としてわが国でも診断参考レベルが初めて公開された（DRLs 2015）．DRLs 2015 は，放射線診療に関連する学会や団体などが連携し組織されている医療被ばく研究情報ネットワークによって取りまとめられたもので，国内で放射線診断などに通常用いられる標準的な線量を調査し，検査ごとの標準的な線量などを導き出したものである．現在，DRLs 2020 は放射線医療にかかわる医療従事者のあいだで確実に認知度を高めている．各医療機関においては DRL を大幅に超えることがないよう，線量および防護の最適化が検討されている．表8A-2 に各放射線診療の診断参考レベルと実際の被ばく線量を示す．

3) 医療従事者の職業被ばく

医療現場における放射線利用は増加し，疾病の診断や治療に必要不可欠な存在となっている．一方で，放射線診療に伴う被ばくとしては，患者が受ける医療被ばくのみならず，診療に携わる医療従事者もその業務の内容によって被ばくを受ける可能性がある．

ICRP 刊行の「画像診断部門以外で行われる X 線透視ガイド下手法における放射線防護」[7] によると，放射線を使用した診療は着実に増加し，患者に加えて医療従事者の被ばくを伴う医療行為も頻繁に実施されており，とくに放射線科および循環器内科に加えて，脳神経外科，整形外科，泌尿器科，消化器外科の医師は X 線透視を使用し，放射線障害の

可能性の増加が指摘されている．最近のX線透視検査および手術に携わる整形外科医の有害事象例の調査[8,9]では，医師がX線透視下手術中に照射野に利き手を挿入した結果，爪に黒い縦筋ができる爪甲色素線状が認められる事象を報告している．また，X線透視検査および手術に長期間従事する整形外科医師の末梢血リンパ球に，X線被ばくに起因する過剰な染色体異常が誘導されていることも明らかにしている．

国立病院機構の医療従事者の職種別・業務別水晶体等価線量の実態調査（のべ4,493人）[10]では，不均等被ばく管理をしている医療従事者のうち，2.9％が20 mSv/年を超えており，とくに医師，看護師が多い．水晶体等価線量が20 mSv/年を超える可能性の比較的高い職種は，透視業務に携わる医師と看護師であるとされた．こうした状況を受けて厚生労働省は，2021年4月1日より「改正電離放射線障害防止規則」[11]を施行・適用し，その第5条において，放射線業務従事者の眼の水晶体に受ける等価線量が，5年間につき100 mSvおよび1年間につき50 mSvを超えないことと定めている．

このように，職業被ばくを最小化するためにも防護措置を適切に講ずる必要があり，放射線防護の原則に関する医療従事者への教育・訓練がこれまで以上に求められる[7]．

本章のまとめ

◉ **放射線事故**とは，放射線利用に際して生じる **意図しない被ばく**，**放射性物質の拡散**，**原子力関連施設における臨界事故などの総称**である．

◉ 世界に衝撃を与えた過去の放射線事故／原子力災害事例には，**旧ソ連チョルノービリ原子力発電所事故**や**福島第一原子力発電所事故**がある．

◉ わが国の**被ばく医療体制／原子力災害医療体制**は，**東海村JCO臨界事故**や，その後の**福島第一原子力発電所事故**をふまえて整備されてきた．

◉ **放射線医療**では，放射線や放射性同位元素を用いた**さまざまな検査と治療**があり，その利用は**世界的にも増加**している．

◉ 放射線医療の発展に伴い医療被ばくも増加し，わが国の**医療被ばくによる1人あたりの実効線量**は，年間約3.9 mSvと推定され，**自然放射線による年間被ばく線量2.1 mSvよりも多い**とされている．

◉ **日本のCT装置台数は世界一**で年間約3千万件ものCT検査が行われている．**世界的にも医療被ばくが増えている最大の原因はCTの普及**による．

◉ 放射線科および循環器内科に加えて，脳神経外科，整形外科，泌尿器科，消化器外科では**X線透視**を使用し，医療従事者，とくに医師と看護師では，**水晶体被ばくの可能性の高い部署**での適切な不均等被ばく管理と防護対策，すなわち**防護の最適化**が求められている．

文献
1) International Atomic Energy Agency：International Nuclear and Radiological Event Scale（INES）．
https://www.iaea.org/resources/databases/international-nuclear-and-radiological-event-scale
［2022/9/30閲覧］
2) International Atomic Energy Agency（2015）：The Fukushima Daiichi Accident. IAEA..
3) Tokonami S, Hosoda M, et al（2012）：Thyroid doses for evacuees from the Fukushima nuclear acci-

dent. Sci Rep, 2：507.

4) 東京電力（2015）：福島第一原子力発電所作業者の被ばく線量の評価状況について．平成 27 年 1 月 30 日.
https://www.tepco.co.jp/cc/press/2015/1247900_6818.html［2022/9/30 閲覧］

5) 原子力規制委員会（2022）：原子力災害拠点病院及び原子力災害医療協力機関の一覧.
https://www.nra.go.jp/data/000216042.pdf.［2022/9/30 閲覧］

6) 遠藤啓吾：首相官邸　暮らしの中の放射線被ばく―医療被ばくの現状―.
https://www.kantei.go.jp/saigai/senmonka_g65.html.［2022/9/30 閲覧］

7) 日本アイソトープ協会 ICRP 勧告翻訳検討委員会（2018）：ICRP Publication 117　画像診断部門以外で行われる X 線透視ガイド下手法における放射線防護.

8) 三浦富智（2020）：整形外科医の超局所慢性被曝による染色体異常．臨床整形外科，55(2)：109-113.

9) 三浦富智（2022）：染色体異常から医療被ばくおよび職業被ばくを考える．日本放射線看護学会誌，10(1)：13-15.

10) 藤淵俊王：医療分野における職業被ばくと放射線防護．改正電離則広報事業お役立ちコンテンツ.
https://www.mhlw.go.jp/content/11300000/000734599.pdf［2023/7/19 閲覧］

11) 厚生労働省（2020）：令和 3 年 4 月 1 日から，「改正電離放射線障害防止規則」が施行されます.
https://www.mhlw.go.jp/content/11300000/001114102.pdf［2023/7/19 閲覧］

第8章B 原子力災害，被ばく医療，医療被ばく——看護職の役割

この章のねらい（到達目標）

1 原子力災害時の医療対応について，救命優先，汚染拡大防止，放射線防護の原則で対応することを説明できる．

2 災害急性期における医療機関での傷病者受け入れ前および受け入れ後の一連の過程を説明できる．

3 原子力災害時の汚染検査について説明できる．

4 福島第一原子力発電所事故後の住民への影響と保健活動について説明できる．

1 原子力災害と医療体制

　原子力災害では，汚染傷病者の対応だけでなく，将来の放射線影響を回避するために住民避難，避難退避時検査，食品流通制限，安定ヨウ素剤内服などの特殊な防護対策が行われ，また転居による生活環境変化，地域コミュニティの崩壊，生活不活発病の増加など，災害フェーズによりさまざまな社会的問題が発生する[1]．2011年3月11日に発生した東日本大震災によって生じた東京電力福島第一原子力発電所の事故（以下，福島原発事故）は，周囲の地域住民が長期的に避難を強いられるだけでなく，環境汚染が残る甚大な影響を及ぼした．福島原発事故は，原子力災害と地震や津波などの自然災害との複合災害であったこともあり，オフサイトセンターが機能せず行政，防災関係者，専門家が情報共有し意思決定ができないなど，防災対策が計画通りに実行できなかった[2]．医療体制に関しては，福島県の原子力発電所の周辺には6カ所の初期被ばく医療機関（汚染の有無にかかわらず原発内で発生した傷病者の初期診療や救急診療を行う医療機関）があったが，震災後避難や医療縮小が必要となり，また医療従事者の確保ができないなどの状況から汚染を伴う傷病者受け入れが困難となっており[3]，さらに大きな震災でライフラインの確保ができないなどの状況から医療機関の顕著な機能低下があった．こうした福島での経験から，2012年9月19日に発足した原子力規制委員会では「原子力災害時の医療体制の在り方に関する検討チーム」を設置し，従来の緊急被ばく医療体制を活用しつつ，救急医療および災害医療体制が原子力災害時にも有効に機能するように検討を重ね，原子力災害拠点病院，原子力災害医療協力機関，基幹高度被ばく医療支援センターならびに高度被ばく医療支援センター，原子力災害医療・総合支援センターなどを指定して，新たな原子力災害時の医療体制に移行した[4]．本章では，現在の原子力災害医療体制に基づく災害サイクルの

急性期から慢性期・復興期における被ばく医療や看護について学んでいく.

2 | 原子力災害時の医療対応

　原子力災害時の医療対応は，命の視点に立って人命の尊重を優先し，周辺住民も原子力施設の従事者も区別なく対応することが求められる．放射性物質や放射線が関係する被ばく医療は，一般の医療と比較し，放射性物質による汚染や放射線被ばくの有無について傷病者などを測定して確認する点，放射線防護および汚染管理が必要な点，仮に創傷汚染があり，内部被ばくしている可能性があればそれに対する処置が必要となる点，被ばく患者に随行する放射線管理要員の協力を得ることができる点などが異なる．被ばくや汚染を伴う傷病者の対応には，医師，看護師，診療放射線技師，ロジスティックス担当者（会場設定，備品調達・管理，輸送など業務支援者），薬剤師，臨床検査技師，病院事務職員など多職種で病院内の被ばく医療チームを形成して行う．

1）傷病者来院前の準備

　被ばく・汚染のある傷病者受け入れが決まったら，傷病者情報を収集し，専門知識のある医療従事者が被ばく医療対応チームとして招集される．情報収集として，性別や年齢などの情報のほか，全身状態や症状，事故の状況，発生日時や場所，被ばくや汚染，除染の有無，到着予定時刻などが共有される．受け入れ準備として，マスク，ゴーグル，手袋2枚，防護衣，足袋，フェイスシールドを着用する．手袋は2枚重ねで，1枚目の手袋と防護衣はテープで固定し，密閉する．2枚目は汚染時に適宜交換できるようにする．また，ケアをする看護師が無用な被ばくをしていないかのモニタリングとして，個人線量計を装着して法令の管理基準以内になるように管理する．診療放射線技師は，診療エリアの空間線量率（μSv/時）を測定して，傷病者が運ばれる前のバックグラウンドレベルを確認しておく．

　診療エリアの設定は，コールドゾーン，ウォームゾーン，ホットゾーンに分ける．コールドゾーンは放射性物質の汚染がない区域で，診療に必要な機器類を配置しておく．ウォームゾーンはホットゾーンからの検体や試料の汚染検査や受け渡しをするエリアになる．ホットゾーンは放射性物質による汚染がある区域で，汚染した物品はこのエリアにとどめておく．また，診療エリアで使用する医療機器の確認をし，ビニールやラップなどで機器類を養生し，床や壁もビニールシートで覆っておく必要がある．

　準備が整い次第，傷病者来院前のブリーフィングを行い，診療チーム内での情報共有，役割分担，傷病者の動線確認などを行う．医療関係者の役割分担を**表8B-1**に示す．病院の規模や訓練されたスタッフの人数によって多少人数は異なるが，それぞれのエリアで行う役割により，看護師以外に医師や診療放射線技師，事務職員などが配置され，被ばく医療チームを構成する．

	担当	役割
コールドゾーン	統括・リーダー	診療方針の決定，指示
		臨時の放射線管理区域の設定，解除の宣言
	看護師	コールドゾーンとウォームゾーン間の資材の受け渡し
		看護記録，試料情報の記録
	診療放射線技師	対応者の被ばく線量管理・記録
		対応エリアの放射線管理
	事務職員	情報伝達
		資機材等の管理
ウォームゾーン	看護師	ウォームゾーンとホットゾーン間の資材，試料の受け渡し
	診療放射線技師	ホットゾーンから出てくる職員，試料の汚染検査
		傷病者の汚染検査の記録
		診療後のウォームゾーンの汚染検査
ホットゾーン	医師	診療
		除染
	看護師	診療の支援
		試料をウォームゾーンの担当者に渡す
		看護
	診療放射線技師	傷病者の汚染検査
		診療後のホットゾーンの汚染検査

[表 8B-1] 人員と配置

（量子科学技術研究開発機構編（2022）：被ばく医療診療手引き．量子科学技術研究開発機構，pp33-35. より）

2) 傷病者来院後

　傷病者来院後はまず，バイタルサインを測定し，全身状態を確認する．不安定であれば救命処置を行う．安定していればGMサーベイメータ（GM管式サーベイメータ）で全身の汚染検査を行う．必要に応じて除染や医療措置を行う．搬入時に脱衣されていなければ，脱衣を施行する．脱衣により，90％の除染が可能である．汚染があった場合，汚染の拡大防止に注意する．

　傷病者対応チームの医師は事故の状況から外部被ばくや内部被ばくの可能性がないか，急性放射線症候群の前駆症状（嘔吐，下痢，意識障害など）がなかったか確認する．他の前駆症状として唾液腺の腫脹や疼痛，皮膚の紅斑，口腔粘膜の毛細血管拡張などの所見を確認する[1]．

　被ばく線量評価のため，血液検査，鼻腔スワブ，尿，便，汚染したガーゼなどの試料を提出する．表面汚染検査については，①ルート確保や聴診，触診する部位，②創傷部，③顔面・口腔，④胴部から足先まで，⑤健常皮膚の順で行う．なお，GMサーベイメータは測定時に計数音が鳴るが，線量が高い場合には激しく鳴り，不安を覚える傷病者がいる．そのため，計数音を消して，汚染検査を行う．汚染検査の詳細については後述する．

医療従事者の放射線防護

　被ばく医療では，医療スタッフは自身の汚染を防ぐために高密度ポリエチレン繊維不織布製の個人防護服などを着用し汚染検査・医療処置を行うが，防護服では放射線自体を防ぐことはできない．そのため，被検者が汚染を伴う場合には，医療スタッフは放射性物質から放出された放射線を受ける．どの程度の線量を受けるかは，NaI シンチレーション式サーベイメータなどによって空間線量率を測定することで把握できる．空間線量率は，その場に人が1時間いた場合の線量（μSv/時）として表される．また，医療スタッフは半導体式電子ポケット線量計を装着することにより，実際の個人の被ばく線量をその場で直接読み取ることができる（下図参照）．

　実際には，被ばく医療で医療スタッフが汚染源から受ける線量は十分に小さい（p138「災害時の放射線計測（汚染検査）」参照）．このことを理解したうえで汚染検査や医療処置に当たる必要がある．

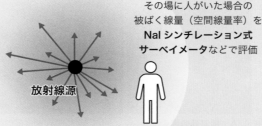

空間の放射線

その場に人がいた場合の
被ばく線量（空間線量率）を
**NaI シンチレーション式
サーベイメータ**などで評価

放射線源

実際の個人の被ばく線量は，
半導体式電子ポケット線量計などで評価できる
（人の被ばく線量の単位には Sv（シーベルト）が用いられる）

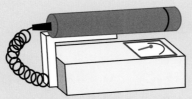

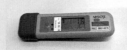

NaI シンチレーション式サーベイメータ　　　半導体式電子ポケット線量計

[1] 創傷部の除染

　創傷部の除染で使用する物品を**図 8B-1** で示す．汚染のない部分を防水シーツなどで覆って汚染拡大しないように保護する．創傷部のみ露出するようにし，下に吸水シートを敷いて生理食塩水で洗い流す．綿球やガーゼ，スワブスティックなどを使い，十分に洗いながら除染していく（**図 8B-2**）．

[2] 健常皮膚の除染

　体表面汚染は，創傷部，開口部，健常皮膚の順で除染する．濡れたガーゼで拭き取るか，水で洗い流す．ガーゼやタオルなどは一度の拭き取りで交換し，廃棄する．傷病者が動けるようであれば，自分で拭き取ってもらう．

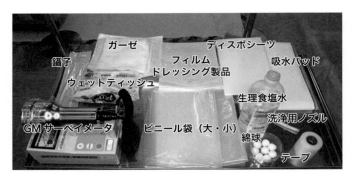

[図 8B-1] 除染に使用する物品

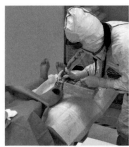

A 創傷部の汚染検査

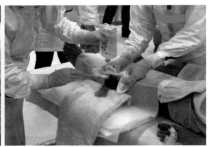

B 創傷部の除染

[図 8B-2] 創傷部の除染

3) 災害時の放射線計測（汚染検査）

　放射線事故や原子力災害時の放射性物質による表面汚染（放射性物質の付着）の検査は，GMサーベイメータ（図8B-3）を用いて行う．GMサーベイメータは放射線（おもに β 線）の数を計測する機器である．人を対象とした体表面汚染検査には，①小規模な放射線事故の傷病者に対して医療機関で行うもの，②環境中への広範な放射性物質の放出を伴う原子力災害において避難住民に対して行うもの（避難退域時検査）がある．①と②では汚染の判断や除染の基準といった運用方法が異なるが，ここでは，汚染検査の原則について解説する．

　形状タイプはいくつかあるが，本体とプローブで構成されており，プローブを対象に向けて検査（サーベイ）を行う．GMサーベイメータは β 線に対する感度が高く，1分間に検出した放射線の数（カウント数）が表示される．カウント数の単位はcpm（counts per minute）である．汚染検査の際は，サーベイメータ自体の汚染を防ぐために，ラップなどの資材で養生をしたうえで検査に用いる．また，GMサーベイメータを含む放射線測定器は定期的な較正点検を行う必要がある．

[1] GMサーベイメータの設定項目

　測定に先立ち，電池残量や高電圧の確認を行う．検査時に設定を選択する項目としては測定レンジや時定数がある．測定値がデジタル表示される機種もあるが，アナログの針が

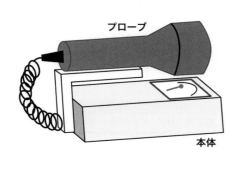

プローブ

本体

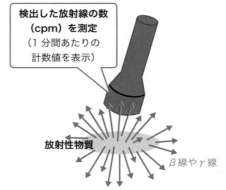

検出した放射線の数（cpm）を測定

（1分間あたりの計数値を表示）

放射性物質

β線やγ線

[図 8B-3] GM サーベイメータ

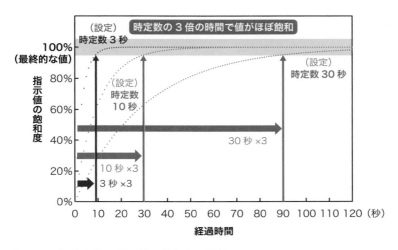

[図 8B-4] 時定数と指示値の飽和度の関係

時定数の時間経過後（たとえば，時定数を 10 秒に設定した場合は測定開始から 10 秒後）では最終指示値の 63％の値しか示しておらず，時定数の 3 倍の時間経過後に指示値はほぼ飽和し最終指示値に対して 95％の値を示す.

備わっている機種では，針が振り切れない範囲で読み取りやすいレンジに設定する．時定数は，応答速度と関連しているパラメータで，機種によって異なるが，3 秒，10 秒，30 秒などが用意されており，目的に応じていずれかを選択する（詳細は次項 [2] 参照）.

　また，放射線の入射に伴い，「ピピピッ」という計数音が放たれるが，オフにした状態で検査することで被検者の不安軽減につなげることができる.

[2] GM サーベイメータの特性

　図 8B-4 に示すように，時定数の 3 倍の時間が経過すると指示値は最終的な値と同等となるため，値の読み取りは時定数の 3 倍以上の時間が経過した後に行う.

　放射線測定の性質上，GM サーベイメータの指示針（値）が完全に静止することはなく，いくら待ったとしてもふらつきが残る．短い時定数では，応答速度は速い（放射線の検出に伴い指示針が早く振れる）が指示針（値）のふらつきが大きい．反対に，長い時定数では応答速度は遅いが指示針（値）のふらつきは小さく値を読み取りやすいといった特徴が

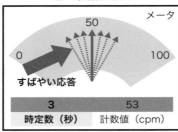

短い時定数に設定

メータ

50

0   100

すばやい応答

3	53
時定数（秒）	計数値（cpm）

針のふらつきは大きいが**反応は早い**
→汚染の検出に適している

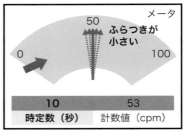

長い時定数に設定

メータ

50 ふらつきが
    小さい

0   100

10	53
時定数（秒）	計数値（cpm）

反応は遅いが**針のふらつきが小さい**
→汚染の程度の同定に適している

[図 8B-5] 時定数と応答速度・針のふらつきの関係
応答速度と指示針（値）のふらつきはトレードオフの関係にある．場面に応じて適切な
時定数を用いる．

ある（図 8B-5）．汚染検査において，汚染箇所を特定する場合は短い時定数（3 秒）に設
定し，その後，カウント数を読み取って汚染の程度を同定する際には 10 秒などの長い時
定数を用いる．

[3] 汚染検査の流れ

　まず，被検者がいない状態でバックグラウンド（自然計数）の測定を行う．一般に，バッ
クグラウンドの値は数十 cpm である．汚染検査でのカウント数は，原則として，このバッ
クグラウンドの値を差し引いて記録する．

　プローブを被検者の体表にできるだけ近づけ，プローブをゆっくりと（毎秒数 cm 程度
の速度で）動かしてサーベイを行う（図 8B-6）．

　放射線事故時も原子力災害時も被検者の全身を隈なくサーベイするが，汚染傷病者の
サーベイでは，まず，バイタル測定部位などのクイックサーベイを行い，その後，状況を
みながら丁寧に全身に対してサーベイを行う．その際，前述の通り（p136「傷病者来院
後」参照），救命処置・全身状態の安定化が最優先であることを忘れてはいけない．また，
外傷を伴う場合は創傷部を優先してサーベイし，内部への放射性物質の取り込みを低減さ
せることがポイントである．顔をサーベイする際には一声かけたり，対象者が子どもの場
合には不安を軽減させるために説明を加えたりするといった配慮も求められる．

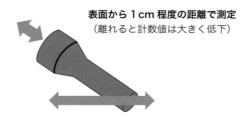

表面から 1 cm 程度の距離で測定
（離れると計数値は大きく低下）

毎秒数 cm 程度のスピードでプローブを移動
（速く動かし過ぎると**見落とし**の原因となる）

[図 8B-6] 汚染検査時のプローブの動かし方
汚染の見落としを防ぐために被検者にできるだけプロー
ブを近づけ，ゆっくりとサーベイを行う．

汚染検査・医療処置時の医療スタッフの2次被ばく線量

　汚染検査・医療処置時に医療スタッフは体表面汚染源からの放射線を受けるが，その量はごくわずかである．実験例を下図に示す．汚染源を模したコバルト60（^{60}Co）線源とGMサーベイメータのプローブとの間隔を約1cmにして得られたカウントが12,000cpm程度の場合，その線源から距離30cmの位置（被検者と医療スタッフの距離を想定）における被ばく線量はおおよそ0.1μSv/時（NaIシンチレーション式サーベイによる測定値）である．一般に空間線量率のバックグラウンド値が0.01〜1μSv/時の範囲にある（地域によって異なる）[6]ことをふまえると，汚染検査・医療処置時の医療スタッフの2次被ばく線量は決して大きくはないことが理解できる．

汚染源の近くでのカウント数（cpm）
【汚染の程度】

汚染源の周囲にいる人の被ばく線量（μSv／時）

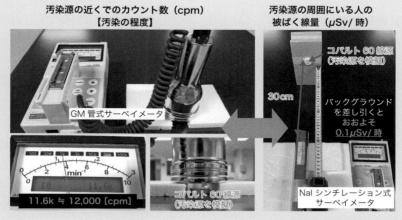

GM管式サーベイメータ

11.6k ≒ 12,000 [cpm]

コバルト60線源（汚染源を模擬）

コバルト60線源（汚染源を模擬）

30cm

バックグラウンドを差し引くとおおよそ0.1μSv/時

NaIシンチレーション式サーベイメータ

　GMサーベイメータによって針が大きく振れた場合でも，その線源による医療スタッフの2次被ばく線量は十分に小さい．なお，GMサーベイメータによるカウント数と2次被ばく線量の関係は核種によって異なるが，同じ放射能の場合，ヨウ素131（^{131}I）やセシウム137（^{137}Cs）による2次被ばく線量は^{60}Coよりも小さい（1/5〜1/3程度）．

3｜福島第一原子力発電所での事故による住民の影響と健康支援

1）東日本大震災による避難生活

　2011年3月11日，東北地方太平洋沖地震が発生した．地震と津波の影響により，福島原子力発電所の事故が発生した．原子炉の損傷や放射性物質の放出・拡散による住民の生命・身体の危険を回避するために，国は原発事故直後から県内12市町村に避難指示を発出した[7]．約16万5千人（ピーク時の2012年5月時点）[8]の住民が避難し，長期にわたる避難生活を強いられた．避難生活では，身体を動かす機会が減り，震災前と比較してインスタント食品や菓子・パンなどの摂取頻度が多くなった．そのため，震災後に高血圧症や糖尿病の発症が増加した．また，避難所ではプライバシーの確保が難しく，車中で長期間寝泊まりしたことによる深部静脈血栓症の発症もみられた．プライバシーが確保されないことで，気持ちが落ち着かないことから不眠やストレスを引き起こし，さらに，先行き不透明な長期間の避難生活に加えて，住居や仕事の問題もストレスとなっていた．避難生活は心身の健康に大きな影響を与えるだけでなく，災害関連死を引き起こすこともあり，その予防には医療者の介入が必要であった．震災当時は，多数の避難者に対して，地元の

保健師のみでの対応は困難であり，県外から保健師が派遣された．双方の保健師は，連携し合い避難所や仮設住宅を巡回し，避難者の健康管理や衛生管理を行った．また，避難者の生活習慣病の予防や心の健康の保持のために，訪問や集会所での健康相談を実施し，ニーズの把握からさらなる支援へとつなげた．心理的側面への専門的かつ継続的な支援が必要な場合は，「心のケアチーム」（厚生労働省を通して派遣された精神科医を中心としたメンバーで構成される精神医療チーム）と連携し対応した．

2）原発事故後の放射線に対する不安と差別・偏見

　原発事故後の福島では，とくに小さな子どもをもつ保護者の間で，放射線に対する強い不安や恐怖が蔓延していた[9]．1986年に発生したチョルノービリ（チェルノブイリ）原子力発電所事故直後に，大量に放出された放射性ヨウ素の食物連鎖，とくに牛乳の汚染による子どもたちの甲状腺内部被ばくが大きな問題となった[10]．これらを教訓に，福島原発事故直後は食品の出荷制限や摂取制限がかけられ，リスクの低減が図られた．福島原発事故による子どもの甲状腺がんの発生は，将来的にもみられる可能性は低く，甲状腺検査で見つかった多数のがんについては過剰診断が起きている可能性があるとされている[11]．だが，子どもたちの甲状腺への影響が心配されていることから，状態を把握し，健康を見守ることを目的に，県民健康調査において小児の甲状腺検査が継続的に実施されている[12]．

　そして，東日本大震災では，原子力災害によるいわれのない差別や偏見（スティグマ）が伴った．転校先の学校で「放射線がうつる」といじめにあう子ども，被ばくしていると言われ結婚や妊娠を懸念される女性など，今もなお差別や偏見は続いている．また，原子力損害の賠償金が発生していることで，周囲の人びとからの心ない言葉に心を痛めることもある．そのため，車の「いわき」ナンバーを避難先のナンバーに変更し，被災者であることを隠して生活する人もいる．

　また，被災者間においては，賠償金による不公平感が生じた．たとえば20km圏内か圏外かといった微妙な違いで，受け取る保証の内容に大きな差がついてしまうことがあり，このことが地域住民の間に埋めがたい距離感を生み出し，心理的な分断や葛藤につながることとなった[13]．

　さらに，近年普及したソーシャルメディアが安否確認や情報の獲得に役立った一方で，さまざまな流言やデマも瞬く間に拡散した．震災当時の人びとの放射線に関する知識は十分ではなく，情報が正しいか否かの判断ができない状況にあった．被災地以外の人びとも不安を感じており，情報が不足している状況では流言やデマを信じてしまい，差別や偏見を助長させることもあった．

　保健師や看護師の保健医療職は，被災者の身体面だけでなく，避難生活や将来のこと，差別や偏見に対する不安な思いを表出できるように寄り添い，思いを傾聴するとともに抱えている問題を明確にする援助を行うことが重要である．その場で解決に至らなくとも，被災者は気持ちを整理し，明確にできた問題に対して自身で取り組みやすくなる．また，周囲の人びとや行政機関に援助を求めやすくなる．災害時において，保健医療職は被災者の心身双方の状態に寄り添う重要な役割を担う存在となりうるのである．

3）避難指示解除区域の故郷における生活

　帰還困難区域のインフラ整備や除染が進み，徐々に避難指示が解除されている．しかし，医療機関や介護施設が少ないことから持病や障害を抱えている人や，避難先で生活基盤を築いている人は故郷に戻りにくい状況にある．帰郷した住民の多くは高齢者であり，健康面への支援が必要なことから，行政機関は避難者と帰郷した住民の双方への対応を行っている．帰郷した住民の抱える問題は，通院や買い物の不便さ，家族と離れての生活，コミュニティの未構築による孤立，放射線への不安などがある．震災前のコミュニティは崩壊し，近所付き合いはなく，家族と離れての生活は，高齢者の孤立を生む．だが，そこに居住する人びとが助け合う互助のかかわりから孤立を防止し，さらに地域コミュニティを再構築することで，次の災害に地域で備えることにつながるだろう．

　また，放射線については，「もう年だから放射線のことは気にしても仕方がない」と話す高齢者がいる一方で，帰郷したものの，屋内外の空間線量や，自家栽培の野菜や果物，水の放射性物質濃度が気になると話す住民もいる．たとえば，孫が遊びに来ることや自家栽培の野菜を食べることに，親である避難先の息子夫婦は躊躇し，「幼い子どもが遊びに来ても大丈夫か，作った野菜を食べても大丈夫か」と心配する声が聞かれる．被ばく線量や食品の放射性物質濃度を数値で確認し，健康影響は考えにくい程度と説明を受けても，一度刷り込まれた放射線による健康影響への不安を簡単に拭い去ることは困難であり，長期的に寄り添う対応が必要である．

　環境省は「放射線健康管理・健康不安対策事業（福島県内における放射線に係る健康影響等に関するリスクコミュニケーション事業)」を展開し，その一環として行政と大学が協力し合い，帰郷した住民や避難者に放射線リスクコミュニケーションを実施している．双方間で情報共有しながら住民に対して車座による放射線リスクコミュニケーションを実施し，また，戸別訪問において個々のニーズに添う対応を震災から10年以上が経過する今もなお継続している．これは，住民の放射線リテラシーの向上に寄与している．今後，さらに避難指示区域が解除され帰郷する人びともおり，継続した放射線リスクコミュニケーションの実施が望まれる．加えて，福島固有の偏見やスティグマ，風評被害などがメンタルヘルスに及ぼす影響への対応も重要である．大災害後のメンタルヘルス対策では，被災者のもとに支援者が出向くこと（アウトリーチ）が，最も重要な戦略になるとされている[14]．そのため，大学の放射線専門家のみならず保健医療の専門家が現地に出向き，住民の対応を長期継続していることは，意義のあることだろう．

本章のまとめ

◉ 原子力災害時に **放射性物質を伴う傷病者の医療処置** を行う場合は，**救命を優先する**ことと，**放射性物質による汚染を拡大させない**ようにすること，**医療従事者も防護し**不要な被ばくを防ぐことがポイントとなる．

◉ 放射線管理の観点からホットゾーン，ウォームゾーン，コールドゾーンを設定し，**汚染するエリアを分類する**．

◉ 被ばく医療チームは，看護師のほか，医師，診療放射線技師，事務職員などの**多くの職**

種で構成され，情報共有して診療・看護ケアを行う．

◉汚染検査には**GM サーベイメータ**が用いられ，カウント数によって汚染箇所やその程度を同定する．

◉GM サーベイメータによる汚染検査では，**対象者の不安軽減**に努めるとともに，**適切な機器の設定やサーベイ**によって正しい評価を行う．

◉**汚染源による医療スタッフの 2 次被ばく線量は十分に小さい**ことを理解したうえで処置に当たる必要がある．

◉**災害時の避難生活**では，**心身の疾患予防**のために医療者の介入が必要である．

◉**原子力災害**では，数十年経過してもなお放射線による健康影響への不安が伴うことから，**放射線や保健医療の専門家による長期的な対応**が必要である．

文献

1) 長谷川有史 (2019)：医療機関における緊急被ばく医療の診療手順．救急医学，43：743-752.
2) 鈴木　元 (2012)：緊急被ばく医療の現状と将来の展望．「MOOK 医療科学　No.5　放射線災害と医療—福島原発事故では何ができて何ができなかったのか」．放射線事故医療研究会編，医療科学社，pp1-16.
3) 長谷川有史 (2013)：第 1 章　あのとき何が起こったか．「放射線災害と向き合って—福島に生きる医療者からのメッセージ—」．福島県立医科大学附属病院被ばく医療班（現放射線災害医療センター）編，ライフサイエンス出版，pp9-61.
4) 原子力規制委員会：原子力災害対策指針が定める原子力災害医療の実施体制（令和 5 年 4 月 1 日現在）．https://www.nra.go.jp/data/000396856.pdf [2022/10/3 閲覧]
5) 量子科学技術研究開発機構編 (2022)：被ばく医療診療手引き．量子科学技術研究開発機構，pp33-35.
6) 環境省 (2022)：第 2 章　放射線による被ばく．「放射線による健康影響等に関する統一的な基礎資料　令和 3 年度版」．p64.
https://www.env.go.jp/chemi/rhm/r3kisoshiryo/r3kiso-02-05-02.html
7) 環境省 (2022)：第 9 章　事故からの回復に向けた取組．「放射線による健康影響等に関する統一的な基礎資料　令和 3 年度版」．p105.
https://www.env.go.jp/chemi/rhm/r3kisoshiryo/r3kiso-09-04-02.html
8) 福島県企画調整部復興・総合計画課 (2021)：ふくしまのいま　復興・再生のあゆみ（第 6 版）．p5.
https://www.pref.fukushima.lg.jp/uploaded/attachment/501863.pdf
9) 筒井雄二 (2016)：第 7 章　原子力災害がどうして福島の子どもたちに心理的問題を引き起こすのか？「震災後の親子を支える　家族の心を守るために」．日本心理学会監修，安藤清志，松井　豊編，誠信書房，pp102-117.
10) 山下俊一 (2011)：福島原発事故と放射線健康リスク．日本原子力学会誌，53：678-683.
11) 原子放射線の影響に関する国連科学委員会 (2022)：電離放射線の線源，影響およびリスク　UNSCEAR 2020 年/2021 年報告書．第 II 巻，p101.
https://www.unscear.org/docs/publications/2020/UNSCEAR_2020_21_Report_Vol.II_JP.pdf
12) 環境省 (2022)：第 10 章　健康管理．「放射線による健康影響等に関する統一的な基礎資料　令和 3 年度版」．p113.
https://www.env.go.jp/chemi/rhm/r3kisoshiryo/r3kiso-10-03-01.html
13) 堀　有伸 (2018)：第 10 章　南相馬で出会う患者．「福島原発事故がもたらしたもの　被災地のメンタルヘルスに何が起きているのか」．前田正治編著，誠信書房，pp149-161.
14) 加藤　寛 (2018)：あとがきにかえて．「福島原発事故がもたらしたもの　被災地のメンタルヘルスに何が起きているのか」．前田正治編著，誠信書房，pp264-272.

索　引

看護のための放射線学
　放射線生物学・医科学から放射線看護まで　　　ISBN978-4-263-23773-1

2023年9月10日　第1版第1刷発行

編著者　近　藤　　　隆
発行者　白　石　泰　夫
発行所　医歯薬出版株式会社
〒113-8612　東京都文京区本駒込 1-7-10
TEL. (03) 5395-7618(編集)・7616(販売)
FAX. (03) 5395-7609(編集)・8563(販売)
https://www.ishiyaku.co.jp/
郵便振替番号　00190-5-13816

乱丁，落丁の際はお取り替えいたします　　　　印刷・教文堂／製本・愛千製本所
© Ishiyaku Publishers, Inc., 2023. Printed in Japan